骨科神经病学

——神经定位诊断指南

第2版

ORTHOPAEDIC NEUROLOGY
A Diagnostic Guide to Neurologic Levels

著者 〔美〕J. D. 霍本菲尔德（J. D. Hoppenfeld）

〔美〕斯坦利·霍本菲尔德（Stanley Hoppenfeld）

〔美〕理查德·赫顿（Richard Hutton）

绘图 〔美〕休·托马斯（Hugh Thomas）

〔美〕伯尼·基达（Bernie Kida）

主译 李万里　陈其昕　陈维善

译者 张　宁　徐正宽　张　桦　钱胜君　肖宇翔　陈临炜

师永祥　梁成振　李　浩　王海超　冉季升　赵滕飞

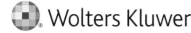

Wolters Kluwer　北京科学技术出版社

Orthopaedic Neurology: A Diagnostic Guide to Neurologic Levels, 2/E by J. D. Hoppenfeld, Stanley Hoppenfeld in collaboration with Richard Hutton, medical illustrations by Hugh Thomas.

Copyright © 2018 Wolters Kluwer.

ISBN–13: 9781496323033

Printed in China by Beijing Science & Technology Publishing Co. Ltd. under special arrangement with Wolters Kluwer Health INC. This edition is authorized for sale in the People's Republic of China only, excluding Hong Kong SAR, Macau SAR and Taiwan. Unauthorized export of this edition is a violation of the contract.

　　本书简体中文版由Wolters Kluwer Health INC. 授权北京科学技术出版社有限公司在除中国香港、澳门特别行政区以及台湾地区外的中国地区出版与发行。未经许可之出口，视为违反著作权法，将受民事和刑事法律之制裁。

著作权合同登记号　图字：01-2018-3228

图书在版编目（CIP）数据

骨科神经病学: 神经定位诊断指南 /（美）J. D. 霍本菲尔德（J. D. Hoppenfeld），（美）斯坦利·霍本菲尔德（Stanley Hoppenfeld），（美）理查德·赫顿（Richard Hutton）著；（美）休·托马斯（Hugh Thomas），（美）伯尼·基达（Bernie Kida）绘；李万里，陈其昕，陈维善主译. — 2版. — 北京: 北京科学技术出版社, 2019.7（2023.5重印）

书名原文: Orthopaedic Neurology: A Diagnostic Guide to Neurologic Levels

ISBN 978-7-5714-0071-2

Ⅰ. ①骨… Ⅱ. ①J… ②斯… ③理… ④休… ⑤伯… ⑥李… ⑦陈… ⑧陈… Ⅲ. ①骨科学 – 神经病学 – 诊断 – 指南 Ⅳ. ①R680.4-62

中国版本图书馆CIP数据核字（2019）第095641号

责任编辑：于庆兰	网　　址：www.bkydw.cn
责任校对：贾　荣	印　　刷：北京捷迅佳彩印刷有限公司
图文制作：北京永诚天地艺术设计有限公司	开　　本：787mm×1092mm　1/16
责任印制：吕　越	字　　数：156千字
出 版 人：曾庆宇	印　　张：8.25
出版发行：北京科学技术出版社	版　　次：2019年7月第2版
社　　址：北京西直门南大街16号	印　　次：2023年5月第3次印刷
邮政编码：100035	ISBN 978-7-5714-0071-2
电话传真：0086-10-66135495（总编室）	
0086-10-66113227（发行部）	

定　　价：98.00元

京科版图书，版权所有，侵权必究。
京科版图书，印装差错，负责退换。

前　言

虽然这本书的第 1 版已经出版很多年了，但是基础解剖知识仍未过时。更新后的版本主要体现在医学插图和结构展现的改进。此外，该版本有助于更加简单明了地学习解剖学。同时我们把如何诊断和治疗脊髓损伤的研究进展也放在了更新的文本中。

J. D. Hoppenfeld

第1版前言

最近几年我一直觉得要编一本书，用于归纳神经系统定位诊断的共性，并结合神经病学基本概念以评估脊髓和神经根病变损伤程度。这本书在我脑海中酝酿成形之时，我就想到我将通过清晰的框架与生动的插图进行内容表述，而且编写大纲既要简洁明了，又要囊括指导查体和诊断的核心概念内容。

我编写这本书的目的是辅助理解神经系统定位诊断的相关概念，因此我采取循序渐进的讲述方式，从概念到临床，从常见到特殊进行内容阐释，每一章节首先介绍神经系统的基本概念，然后给出相关临床内容，最后介绍常见疾病的诊断内容。

临床实践是深入理解本书内容的关键。本书只是简明扼要地介绍相关内容与评估方法，部分内容已经简化。例如，神经系统损伤的临床表现已经程式化，以便于理解记忆。因此，个体差异和特殊案例在实际处理中需要依靠临床经验判断，就像歌德说的"眼见为实"。

本书是我在阿尔伯特·爱因斯坦医学院教学经验的归纳与总结。在该学院，我发现许多骨科医师、神经内科医师、神经外科医师、家庭医师，甚至是物理治疗师都迫切需要学习神经系统定位诊断的相关知识。我希望本书的内容与特殊编写方式能有助于读者对相关知识的学习与理解。

Stanley Hoppenfeld, M. D.

致　谢

首先我要感谢理查德·赫顿（Richard Hutton），感谢他的无私奉献精神、高尚品格和高深语言学造诣使得编著本书成为现实。感谢多年的好友休·托马斯（Hugh Thomas），他利用高超的绘画技能为本书绘制精美的插图与说明。

感谢阿尔伯特·爱因斯坦医学院的同事：乌列尔·亚达、大卫·M. 赫什、罗伯特·舒尔茨、伊莱亚斯·塞德林及拉希米·谢思，他们是我撰写本书和教学实践的最坚定支持者。感谢我在爱因斯坦医学院期间参与骨科神经病学教学的英国同事：克莱夫·惠利、罗伯特·杰克逊、大卫·格吕贝尔·李、大卫·雷诺兹、罗杰·周、弗莱德·希特利、彼得·约翰逊、李察·福斯特、肯尼思·沃克、马尔德温·格利菲斯、约翰·帕特里克和罗伯特·约翰逊。感谢爱因斯坦医学院骨科的所有住院医师配合我愉快地进行教学工作。

感谢给予我圣玛丽医院奖学金并帮我树立脊柱疾病世界观的关节病医院。感谢兰乔·洛什·阿米戈斯医院让我接受了治疗截瘫和儿童脊柱畸形的培训。感谢洛奇·摩尔截瘫中心让我获得处理大批截瘫患者的机会。

感谢马尔德温·格利菲斯腾出时间帮助整理手稿，使得本书焕然一新。感谢约翰·帕特里克多次帮助校对手稿，提出积极的建议并寻找参考资料。感谢阿尔·斯皮罗帮助校对手稿，并提出许多有价值的建议以佐证小儿神经病学的观点。感谢加布里埃尔·莫尔纳对初稿和终稿的校对。感谢亚瑟·艾布拉姆森对截瘫和四肢瘫痪章节的仔细校对，并提出许多重要的反馈意见。感谢艾德·德拉奇帮助校对手稿并提供最及时的帮助。感谢夏洛特·谢尔比在美妙的加勒比地区度假期间校对手稿并对本书编写提出建议。

感谢维克多·克里格，多亏他的帮助才构建了脊柱支具及评估棘旁肌营养不良的神经支配的方法。感谢保罗·哈林顿在脊柱外科治疗方面的才华使我领会如何矫正脊柱力线，使史多患者延长生命、提高生活质量。感谢 W.J.W. 沙拉德陪伴我度过在谢菲尔德当研究员的美好时光。我在儿童脊髓脊膜膨出方面的知识是基于他的指导和他关于脊髓灰质炎患者前角细胞基础研究的理解。接下来，我要感谢弗兰克·霍尔兹沃斯在我访问谢菲尔德期间从百忙之中抽出时间与我讨论脊柱的病变，我在脊柱稳定性方面的理解正是基于他的研究工作。感谢谢菲尔德的埃文斯先生和哈迪先生在截瘫中心与我为伴。在作研究员期间，感谢雅克兰·佩里花费大量时间传授我有关截瘫和儿童畸形领域的相关知识。感谢赫尔曼·罗宾斯在我进行住院医师规培期间一直强调脊柱疾病患者的神经系统评估。感谢伊曼纽尔·开普兰把杜氏课本《运动生理学》（*Physiology of Motion*）翻译成英文，从而为骨科医生打开了神经病学的大门，并花时间在这些方面对我进行指导。感谢本·戈卢布花费大量时间将脊柱疾病的评估知识传授给所有住院医师。感谢亚历克斯·诺曼在脊柱放射学方面对我的指导。感谢阿尔·拜切指导我对脊髓性感觉缺失的患者进行神经平面的评估。感谢乔·米尔格拉姆对我在关节病医院当住院医师期间及之后的帮助。

感谢我的好友阿尔夫·纳切穆勋与我讨论脊髓病变内容。感谢我个人和工作上的好友南森·艾伦和米米·肖尔始终与我分享他们的临床实践知识。感谢阿尔·格兰特和林恩·纳坦松在脊髓脊膜膨出患者随访上对我的帮助。感谢神经外科的同事，尤其是肯·舒尔曼、斯蒂芬·威茨和休·洛索莫夫，与他们一起我有了讨论患者护理、手术和神经系统疾病的乐趣。感谢我的好友罗伯塔、大卫·欧泽克斯和弗兰克·法利尔对我的帮助。

感谢我的好友亚瑟和威尔达·默克尔，在他们海边温暖的家中我完成了本书的部分编写工作。感谢穆里尔·查莱夫在我准备手稿时提供的专业建议。感谢劳雷塔·怀特，他是在准备手稿时奉献最多的人。感谢安西娅·布拉迈尔帮助手稿输入。感谢卢·雷内斯在手稿处理和书籍印刷方面的帮助。感谢佛瑞德·泽勒帮助我们安排书籍在全世界的发行。感谢布鲁克斯·斯图尔特帮助转换手稿并定稿。感谢出版商 J. B. 利平科特出版公司帮助完成本书的出版工作。

目　录

第一部分　神经根损伤的平面评估

第二部分　脊髓外伤的神经平面定位

第三章　颈髓损伤：四肢瘫 ·· 67

第四章　T1 以下脊髓损伤及马尾神经损伤 ······················· 81

引 言

人体脊髓分成不同的节段，每一节段均有一对神经根，根据脊髓平面可分为 8 对颈神经根、12 对胸神经根、5 对腰神经根和 5 对骶神经根。其中 C5~T1 神经根支配上肢，T12~S4 支配下肢，这两部分脊髓节段具有极其重要的临床意义。

脊髓和神经根的病变，常可引起相应节段的症状和体征。每个节段的神经损伤可导致相应的失神经支配表现，临床上根据不同节段脊髓或神经根损伤的临床表现可确定神经损伤平面。

无论脊髓损伤或神经根损伤，均可出现相应节段的肌力、感觉和反射异常。全面系统的神经病学评估需要掌握神经支配的皮节区、肌节区和涉及神经反射的相关知识。皮节区（单一脊髓节段支配的皮肤感觉区域）和肌节区（单一脊髓节段支配的肌群区）是否受影响，取决于相应节段的脊髓或神经根损伤程度。临床上通过对肌力、感觉和反射的评估即可确定脊髓损伤平面。

肌力

运动神经冲动在脊髓中通过长束，尤其是皮质脊髓束传导。阻断神经根将引起肌节的去神经瘫痪；阻断皮质脊髓束将引起痉挛性瘫痪（图 I-1）。神经根压迫可能引起肌力的减退，其程度可通过美国国家小儿麻痹基金会（the National Foundation of Infantile Paralysts, Inc.）制定的肌力分级标准进行评估，此标准已被英美两国骨科医师所采纳（表 I-1）。

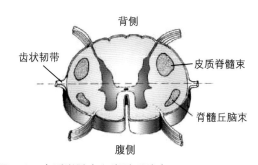

图 I-1　皮质脊髓束和脊髓丘脑束

表 I-1 肌力分级表

肌力级别	描述
5 级—正常（normol）	正常肌力，肢体能对抗自身重力及全部阻力
4 级—良好（good）	肢体能对抗自身重力及部分阻力活动
3 级——一般（fair）	肢体能对抗自身重力活动
2 级—差（poor）	肢体不能对抗重力，但能在重力消除情况下活动
1 级—微弱（trace）	仅有肌肉收缩，无关节活动
0 级（zero）	无肌肉收缩

学习肌力分级时，最好记住"肌力3级可抵抗自身重力在关节活动范围内移动关节"。肌力大于3级（4、5级）可抵抗肌肉检查中增加的阻力移动关节，而肌力小于3级（2、1、0级）则不能抵抗自身重力移动关节。

肌肉检查需要反复、规律地进行，以评估是否有损伤节段的改变、瘫痪是否加重或改善。重复对抗阻力的肌肉检查可以帮助评估肌肉是否容易疲劳，这常意味着肌无力或者神经系统病变。

感觉

痛温觉在脊髓中通过脊髓丘脑侧束传导，而触觉通过脊髓丘脑前束传导（图 I-1）。脊髓或神经根损伤导致轻触觉丧失，随后是痛觉丧失。损伤神经根恢复的过程中，先是痛觉恢复，然后才是轻触觉恢复。两种感觉需要分开检查，轻触觉采用棉签检查，痛觉则用细针检查。

检查痛觉时，采用细针轻柔地针刺皮肤，动作需连续但不能太快。针轮是另一种检查感觉功能的实用工具，用两个针轮同时刺激双侧皮肤，可以比较双侧感觉差异。当然，针的安全性也要考虑，尖针可能会刺伤患者，因此不推荐使用。一旦发现感觉异常区域，需要从感觉减退区向感觉正常区重复检查，以精确地定位感觉异常区域。感觉功能的检查，主要依靠患者的主观反应来判断，所以需要患者能完全配合时才能进行。

感觉功能检查完成后，需在肌节图表上记录结果，结果分为感觉正常、过敏、减退、迟钝和缺失。

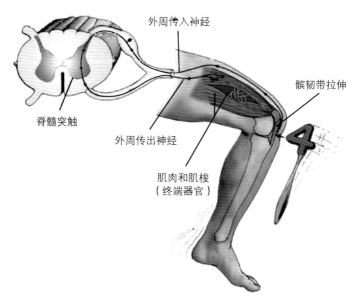

外周传入神经

髌韧带拉伸

脊髓突触

外周传出神经

肌肉和肌梭
（终端器官）

图 I-2 牵张反射弧

反射

牵张反射弧由具有牵张能力的效应器（肌梭）、周围神经（轴突）、脊髓突触和肌肉纤维组成（图 I-2）。从脑部发出并沿长束（上运动神经元）下传的神经冲动对反射有调节作用，一般来说，阻断基本反射弧会导致反射消失，神经根压迫会导致反射减弱，阻断上运动神经元的调节控制会导致反射亢进。

反射的检查结果分为反射正常、反射亢进和反射减退。反射检查需双侧肢体同时进行，相互对比，从而更直接、准确地判断反射异常是个体差异还是因病理改变引起。脊髓病变节段定位的意义在于评估脊髓损伤、脊髓发育异常、椎间盘突出症、骨关节炎和脊髓自身病变的具体节段。根据上述病变对不同节段的脊髓或神经根的影响所出现的特有神经病学表现，可以做出定位诊断。

但要注意：脊髓或神经根病变与周围神经损伤的区别表现为肌力、感觉和反射异常的分布区域不同。尽管每个肌节和皮节被脊髓节段和周围神经共同支配，但是支配方式截然不同。

第一部分

神经根损伤的平面评估

第一章

上肢神经根损伤评估

上肢神经系统体格检查的定位诊断基于颈髓病变，常表现为上肢症状（图 1-1）。颈髓或其所发出的神经根损伤可以表现为上肢肌力减弱、感觉减退和反射异常；神经病学异常的分布区域取决于损伤的节段。因此，上肢神经系统检查不仅能定位神经损伤节段，还有助于判断损伤是由颈髓损伤还是神经根损伤所引起的。

以下诊断学检查将揭示上肢神经系统症状与神经根损伤之间的关系。应检查每个脊髓节段对应上肢运动能力、反射和感觉区域情况，以确定具体损伤节段。我们将从 C5 神经根开始单独介绍每一神经根，C5 神经根是臂丛神经的重要组成部分。C1~C4 的定位诊断非常困难，所以我们并没有介绍 C1~C4 节段定位，但要注意 C4 神经根是膈肌的主要支配神经（膈神经）。

C5~T1 神经根检查

C5 神经平面

肌肉检查

C5 神经根支配三角肌和肱二头肌，肌肉检查最为方便。三角肌几乎全部由 C5 神经根支配，肱二头肌则为 C5 和 C6 神经根共同支配，因此，肱二头肌肌肉检查可能会因为 C5 和 C6 神经根的叠加效应而显得较为模糊（图 1-2）。

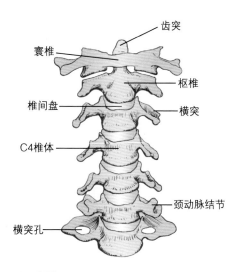

图 1-1　颈椎

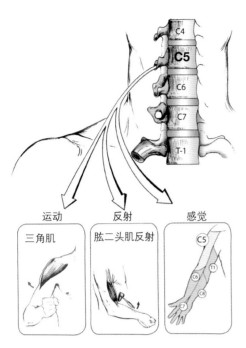

运动　　　反射　　　感觉

三角肌　　肱二头肌反射

图 1-2　C5 神经平面

三角肌：C5（腋神经）。三角肌由三部分肌肉组成：前束负责肩关节的前屈运动；中束负责肩关节的外展运动；后束负责

肩关节的伸展运动。在上述三种运动中，三角肌力量最主要表现在肩关节的外展上（图1-2）。由于三角肌的所有运动均不是单一肌肉的运动，因此单独评估其肌力有困难，我们更需要关注的是三角肌最强的运动平面——肩关节外展肌力（图1-3）。

肩关节外展的主要结构（图1-4）：

1. 冈上肌

C5、C6（肩胛上神经）。

2. 三角肌（中部）

C5、C6（腋神经）。

肩关节外展的次要结构：

1. 三角肌（前部和后部）。

2. 前锯肌（肩关节的外展运动需要稳定肩胛骨，前锯肌直接固定肩胛骨）。

检查三角肌时，检查者站于被检查者身后，固定其肩峰，同时向外侧轻微地滑动固定手，以便在固定肩胛带的同时，触诊三角肌的中束。

三角肌三个部分的功能

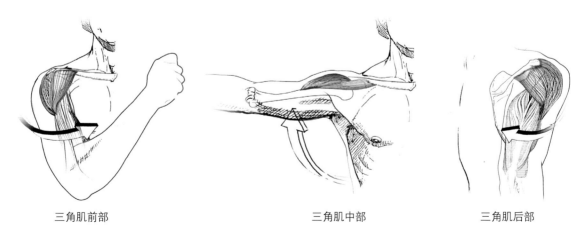

三角肌前部　　　　　　　三角肌中部　　　　　　　三角肌后部

图 1-3　三角肌各部分的功能

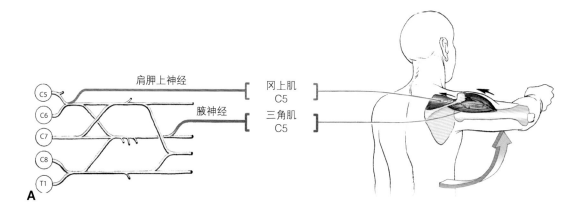

图 1-4A　肩外展

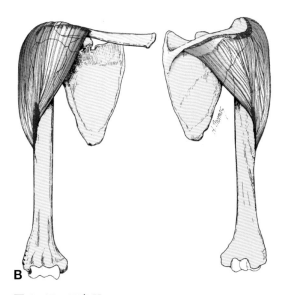

图 1-4B　三角肌
起点：锁骨外 1/3，肩峰上表面，肩胛冈。
止点：肱骨三角肌粗隆。

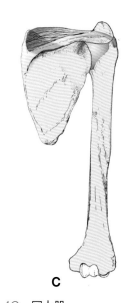

图 1-4C　冈上肌
起点：肩胛冈上窝。
止点：肱骨大结节上关节面和肩关节囊。

　　嘱患者屈肘 90°，外展肩关节，在肩关节外展过程中，检查者逐渐增加阻力直到患者极限（图 1-5）。依照肌力分级表记录测试结果（见第 2 页）。

　　肱二头肌：C5~C6（肌皮神经）。肱二头肌是肩、肘的屈肌及前臂的旋后肌（图 1-6）。为便于理解其全部功能，可以想象使用开瓶器开酒瓶喝酒的动作：将开瓶器旋入软木塞（旋后），拉出软木塞（屈肘），喝酒（屈肩）（图 1-7）。

　　通过单独检查肱二头肌的屈肘运动，可明确 C5 神经根的完整性。由于肱肌（另一个主要的肘屈肌）同样由 C5 神经根支配，因此，肘关节屈曲检查同样可以明确 C5 神经根的完整性。

检查屈肘运动，检查者站立于患者面前，稍微靠近检查侧。用于握住肘关节背侧以稳定上肢肘关节近端，同时保持患者前臂旋后位以防其他肌肉代偿屈肘。嘱患者缓慢屈肘接近 45° 时，逐渐施加阻力对抗肘关节屈曲，评估患者所能对抗的最大阻力以确定肌力等级（图 1-8）。

反射检查

肱二头肌反射：肱二头肌反射主要用于检查 C5 神经根功能的完整性。但肱二头肌同时由一小部分 C6 神经根支配，因此只要肱二头肌反射较对侧轻微减弱，即提示存在病变。肱二头肌反射检查必须以对侧为对照。

检查肱二头肌反射时，嘱患者上臂放松、轻置于检查者前臂上，检查者手掌置于

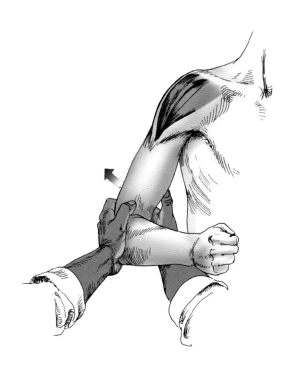

图 1-5　肩关节外展肌肌肉检查

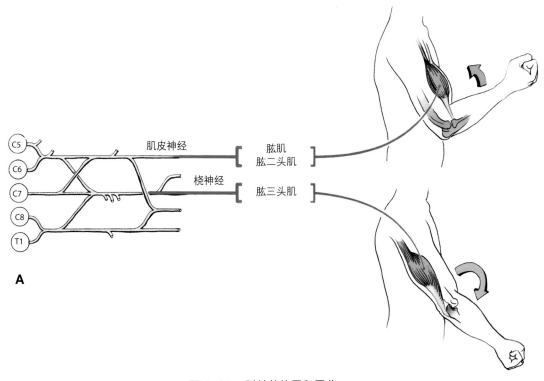

图 1-6A　肘关节伸展和屈曲

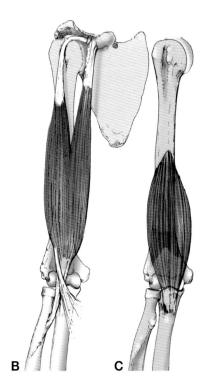

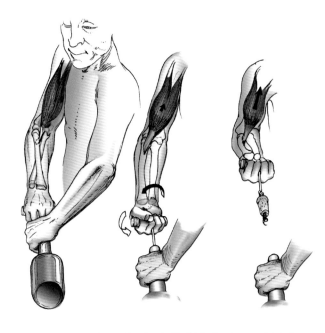

图 1-7　肱二头肌功能（引自 Hoppenfeld, S.: *Physical Etxamination of the Spine and Extremities*. Norwalk, CT: Appleton-Century-Crofts, 1976.）

B　　　　**C**

图 1-6B　肱二头肌（左侧）
起点：短头起于肩胛骨喙突顶点，长头起于肩胛盂上结节。
止点：止于桡骨粗隆，通过肱二头肌腱膜连于前臂屈肌起点。
图 1-6C　肱肌（右侧）
起点：起于肱骨中下 2/3 前表面。
止点：止于尺骨冠突和尺骨粗隆。

患者肘部下方中间托住肘部，拇指置于肘窝的肱二头肌腱上，为找到肱二头肌腱的准确位置，可嘱患者轻微屈肘（图 1-9A）。

　　嘱患者屈肘约 90°，放松上臂，检查者用叩诊锤的窄头轻叩拇指指甲。肱二头肌将轻度收缩，检查者可以看到或感受到肱二头肌收缩。为便于记住 C5 神经根的反射，可以想象当肱二头肌收缩时 5 个手指张开（图 1-9B）。

感觉检查

　　臂外侧（腋神经）：C5 平面支配从肩部

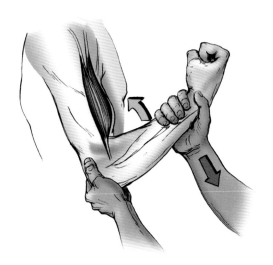

图 1-8　肱二头肌肌肉检查

顶端直至肘部的臂外侧感觉。腋神经独立支配三角肌外侧面感觉。这一感觉区域对于判断损伤来自 C5 脊髓平面皮节还是腋神经或 C5 神经根是非常重要的（图 1-10）。

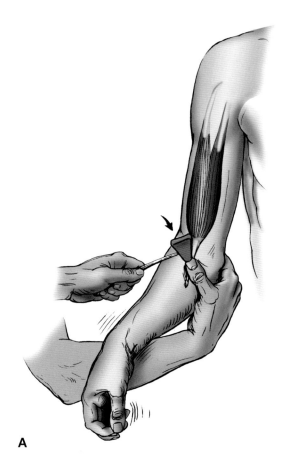

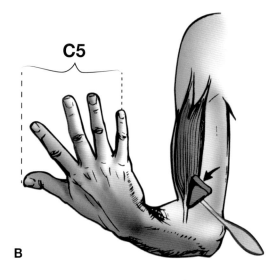

图 1-9A　肱二头肌反射检查

图 1-9B　肱 二 头 肌 反 射 由 C5 神 经 根 支 配，可以通过联想肱二头肌收缩时 5 指张开以进行记忆

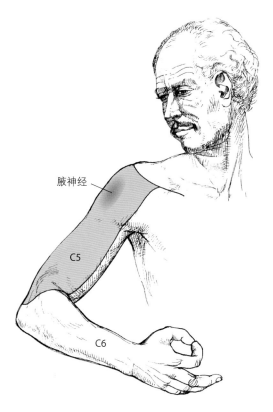

图 1-10　C5 神经平面感觉支配区域

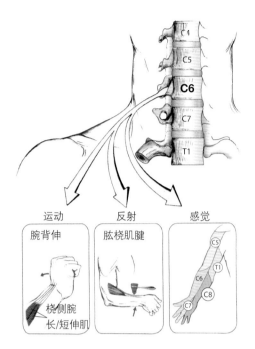

运动　　　反射　　　感觉

腕背伸　　肱桡肌腱

桡侧腕
长/短伸肌

图 1-11　C6 神经平面

C6 神经平面

肌肉检查

腕伸肌群与肱二头肌均非单独由 C6 神

经支配。腕伸肌群由部分 C6 和部分 C7 神经根支配；肱二头肌由 C5 和 C6 神经根共同支配（图 1-11）。

腕伸肌群：C6（桡神经）

桡侧伸肌群（图 1-12）：桡侧腕长 / 短伸肌，桡神经、C6。

尺侧伸肌：尺侧腕伸肌，C7。

检查掌屈时，检查者一手掌置于患者腕部，手指包绕腕关节，将前臂固定。嘱患者伸腕，当其腕部完全背伸时，检查者施加阻力并试图使其腕部改变背伸状态（图 1-13）。正常情况下检查者不能掰动患者的手腕。应同时检查对侧手腕做正常对照，伸腕运动的最主要肌肉——桡侧腕伸肌是由 C6 支配，而尺侧腕伸肌主要由 C7 支配。倘若 C6 支配丧失而 C7 支配存在，腕关节背伸时将偏向尺侧。相反，如果脊髓损伤时 C6 平面脊髓完整，而 C7 平面支配缺失，腕关节将发生桡偏（图 1-14）。

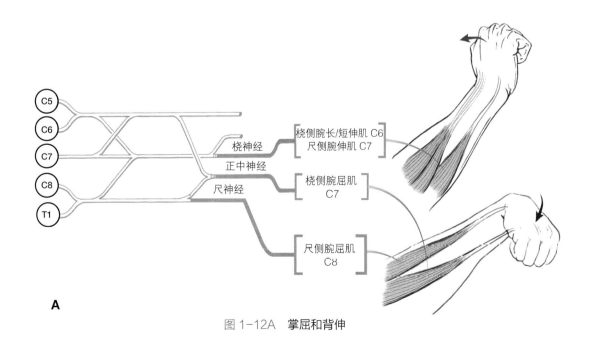

桡神经

桡侧腕长/短伸肌 C6
尺侧腕伸肌 C7

正中神经

桡侧腕屈肌
C7

尺神经

尺侧腕屈肌
C8

A

图 1-12A　**掌屈和背伸**

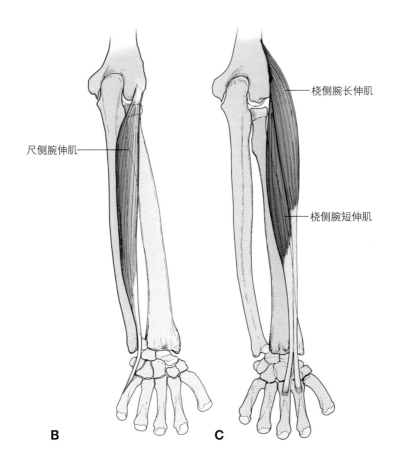

B   **C**

图 1-12B　尺侧腕伸肌（左）
起点：以总伸肌腱起自肱骨外上髁，位于尺骨后侧缘。
止点：第五掌骨底部内侧面。
图 1-12C　桡侧腕长伸肌（右）
起点：肱骨外上髁下 1/3，外侧肌间隔。
止点：第二掌骨底部背面。
桡侧腕短伸肌（右）
起点：以总伸肌腱起自肱骨外上髁，肘关节桡侧副韧带，肌间隔。
止点：第三掌骨底部背面。

肱二头肌：C6（肌皮神经）

肱二头肌由 C5 和 C6 神经根共同支配。通过肘关节屈曲试验以测试肱二头肌（参阅第 11 页）。

反射检查

肱桡肌反射：肱桡肌由 C6 水平的桡神经支配。肱桡肌反射检查与肱二头肌反射检查体位一样，检查者托住患者前臂，用叩诊锤的平头轻叩桡侧远端的肱桡肌腱。正常情况下叩击将引起肱桡肌轻微收缩（图 1-15）。同时测试对侧，双侧对比。肱桡肌反射正常表明 C6 平面神经功能完整。

肱二头肌反射：与 C5 平面神经完整

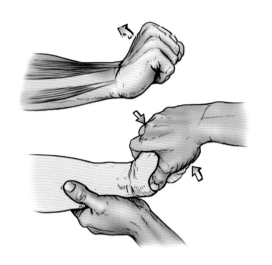

图 1-13　腕伸肌肌肉检查

性一样，肱二头肌反射也可检查 C6 神经平面完整性。但肱二头肌受 C5 和 C6 双重支配，所以反射较对侧轻微减弱即表明存在病理性改变。肱二头肌反射异常主要表明 C5 神经根病变。检查肱二头肌反射时，在肘窝叩击肱二头肌腱（详见第 11 页）。

感觉检查

　　前臂外侧（肌皮神经）：前臂外侧、拇指、示指及中指的桡侧半为 C6 神经根感觉区域。为便于记忆，可将拇指和示指指尖相碰，中指伸展，由这 3 个手指共同构成数字"6"，即为 C6 神经根感觉区域（图 1-16）。

C7 神经平面

肌肉检查

　　肱三头肌、腕屈肌和指伸肌主要由 C7 支配，但部分亦可由 C8 支配。扔棒球的动作中涉及所有这些功能（图 1-17）。

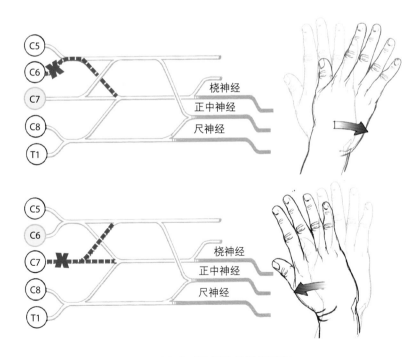

图 1-14　C6 和 C7 损伤的腕部偏斜

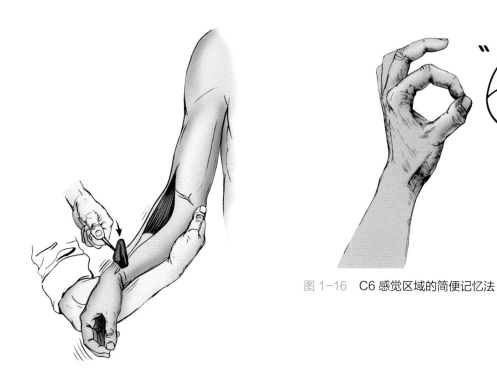

图 1-16   C6 感觉区域的简便记忆法

图 1-15   肱桡肌反射检查：C6

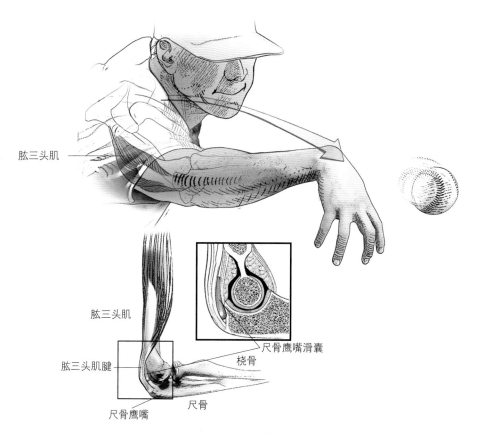

肱三头肌

肱三头肌

尺骨鹰嘴滑囊

肱三头肌腱

桡骨

尺骨鹰嘴

尺骨

图 1-17   C7：伸肘、屈腕和伸指

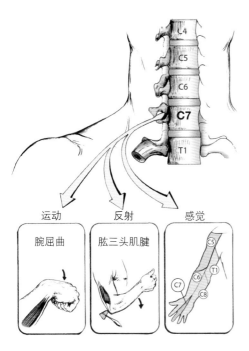

图 1-18　C7 神经平面

运动　　反射　　感觉

腕屈曲　　肱三头肌腱

肱三头肌：C7（桡神经）

肱三头肌是主要的肘伸肌（图 1-18）。检查时，检查者托住患者肘关节并使之屈曲，嘱患者伸肘，在前臂伸展至 90°之前施加阻力对抗其伸展动作，直至患者所能对抗最大限度的阻力为止（图 1-19）。急促、短暂的阻力不能获得准确的肌力评估，因此检查者所施加的阻力应持续而稳定。此外，需注意的是，与评估其余上肢肌肉一样，伸肘力量很弱时需要考虑重力因素。如肘伸肌肌力小于 3 级，则应在水平面去除重力因素后进行测试。因正常的肱三头肌肌力可使患者依靠手杖和拐杖支撑身体，所以肱三头肌肌力评估显得尤为重要（图 1-20）。

腕屈肌群：C7（正中神经和尺神经）

1. 桡侧腕屈肌　正中神经、C7（图 1-12）。

2. 尺侧腕屈肌　尺神经、C8。

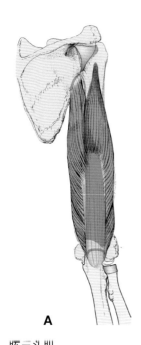

A

图 1-19A　肱三头肌
起点：长头起于肩胛骨盂下结节，外侧头起于肱骨的后方和外侧，内侧头起于肱骨下段后侧。
止点：尺骨鹰嘴上后方和前臂深筋膜。

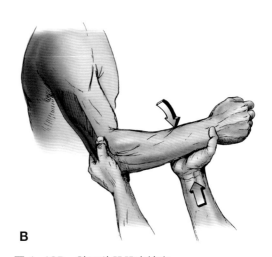

B

图 1-19B　肱三头肌肌肉检查

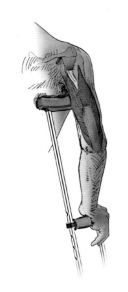

图 1-20   标准拄拐行走需要肱三头肌的作用

桡侧腕屈肌（C7）提供绝大部分屈腕力量，比尺侧腕屈肌更重要。尺侧腕屈肌主要由 C8 神经根支配，仅提供次要的屈腕力量，但可发挥腕关节的轴向屈曲作用。了解

桡侧腕屈肌

尺侧腕屈肌

A

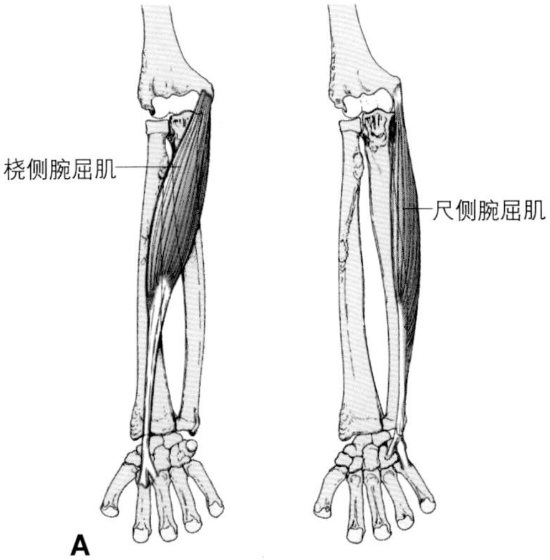

图 1-21A   桡侧腕屈肌（左）
起点：以屈肌总腱起于肱骨内上髁、前臂筋膜；
止点：第二、三掌骨底部。
尺侧腕屈肌（右）
起点：肱骨头以屈肌总腱起于肱骨内上髁，尺骨头起自尺骨鹰嘴和尺骨背侧缘；
止点：豌豆骨、钩骨和第五掌骨。

这点之后，即可理解正常腕关节的屈曲运动为何偏向尺侧。

在特殊情况下，指屈肌可发挥腕屈肌的作用，屈曲手指可引起屈腕动作，所以检查时应固定腕关节并嘱患者握拳，以去除指屈肌的影响。嘱患者屈曲腕关节，检查者握住患者的手并尝试将屈曲位手腕扳回到初始状态（图 1-21）。

指伸肌：C7（桡神经）

1. 指总伸肌（图 1-22）
2. 示指固有伸肌
3. 小指伸肌

检查指伸肌时，固定腕关节于中立位，嘱患者背伸掌指关节的同时屈曲指间关节。屈曲指间关节的目的是防止手内在肌代替指长伸肌发挥作用。检查者将手放置于患者近节指骨的背面，并尝试将背伸的手指扳回至屈曲位（图 1-23）。

反射检查

肱三头肌反射

肱三头肌反射由桡神经中的 C7 部分支配。

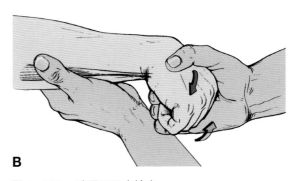

B

图 1-21B   腕屈肌肌肉检查

指伸和指屈

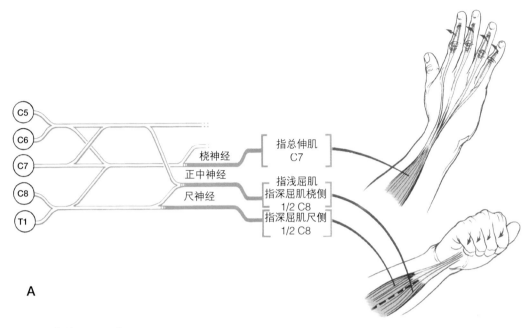

图 1-22A　指伸：C7；指屈：C8

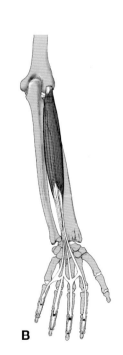

图 1-22B　指伸肌

起点：以总伸肌腱起自肱骨外上髁，肌间隔。

止点：尺侧 4 根指骨的外侧和背侧面。

检查肱三头肌反射时，嘱患者手臂置于检查者前臂上，姿势同肱二头肌反射，并嘱患者完全放松前臂。患者手臂完全放松时，检查者可感觉到肱三头肌张力消失，此时用叩诊锤在鹰嘴窝上方轻叩肱三头肌腱（图 1-24），引起肱三头肌轻微收缩，检查者即可感觉到或看到患者前臂运动。

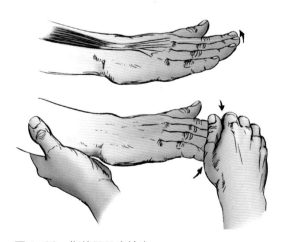

图 1-23　指伸肌肌肉检查

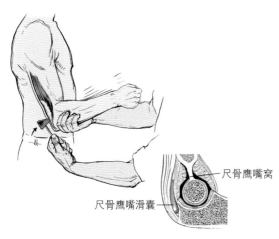

尺骨鹰嘴窝
尺骨鹰嘴滑囊

图 1-24　肱三头肌反射测试

感觉检查

中指： C7 支配中指的感觉，但中指感觉有时亦由 C6 和 C8 支配，因此，没有绝对的检查 C7 感觉的方法。

C8 神经平面

肌肉检查

指屈肌

1. 指浅屈肌　正中神经、C8（图 1-22）。
2. 指深屈肌　正中神经和尺神经、C8。
3. 蚓状肌　正中神经和尺神经、C8（T1）。

指深屈肌可屈曲远端指间关节，蚓状肌可屈曲掌指关节，通常尺侧受尺神经支配，桡侧受正中神经支配。如 C8 神经根损伤，全部指深屈肌出现肌无力，并伴有全部指屈肌继发性无力。如周围神经损伤累及尺神经，则仅表现为环指和小指肌力减退。屈曲近端指间关节的指浅屈肌仅受正中神经支配，故会因 C8 神经根损伤及周围神经损伤影响正中神经而受累（图 1-25）。

检查指屈肌时，嘱患者屈曲掌指关节、

近端指间关节和远端指间关节。然后，检查者将除拇指外的四根手指卷曲并紧扣在患者屈曲的手指中（图 1-26），尝试将患者屈曲的手指扳开。正常情况下所有关节均能对抗阻力保持屈曲状态。如检查者扳开某个屈曲关节，即表明该肌力减弱。检查者的 4 个手指与患者的 4 个手指相扣，两者相扣呈 8 字形（图 1-27），即为 C8 神经根功能的简易记忆方法。

感觉检查

前臂正中（前臂内侧皮神经）： 小指、环指和前臂远端一半的感觉由 C8 支配，小指尺侧全为尺神经感觉区域（C8 绝对支配区域），也是最有效的测试定位区域。测试时应双侧进行，相互比较，结果分为正常、减弱（感觉减退）、增高（感觉过敏）或消失（感觉麻木）（图 1-28）。

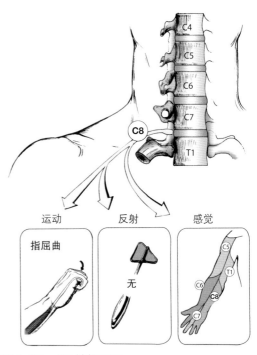

运动　　　反射　　　感觉

指屈曲　　　无

图 1-25　C8 神经平面

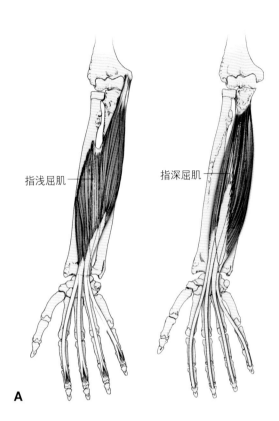

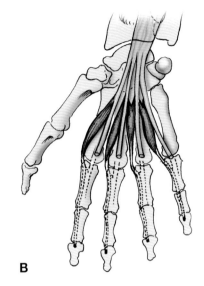

B

图 1-26B　蚓状肌

起点：有 4 块蚓状肌，均起于示指深屈肌腱。第 1 块起于示指屈肌腱的桡侧；第 2 块起自中指屈肌腱的桡侧；第 3 块起自中、环指屈肌腱相邻缘；第 4 块起自环指、小指屈肌腱相邻缘。

止点：与指伸肌腱和骨间肌合并止于尺侧 4 指的末节指骨的底部。

T1 神经平面

　　检查 T1 神经平面的运动和感觉，因其与 C8 相似，两者均无特征性反射测试（图 1-29）。

肌肉检查

指外展肌

　　1. *骨间背侧肌*（DAB）　尺神经、T1（图 1-30）［DAB，首字母缩写为骨间背侧肌外展（Dorsal interossei ABduct）］。

图 1-26A　指浅屈肌（左）

起点：肱骨头以屈肌总腱起于肱骨内上髁，尺骨头起自尺骨冠突，桡侧头起自桡骨斜线。

止点：内侧 4 指第二节指骨掌侧的两缘。

指深屈肌（右）

起点：尺骨内、前面，前臂的骨间膜和深筋膜。

止点：尺侧 4 指的末节指骨。

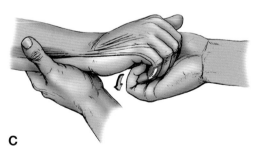

C

图 1-26C　指屈肌肌肉检查

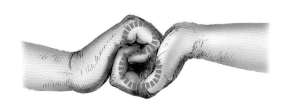

图 1-27　C8 支配指屈肌的简便记忆法

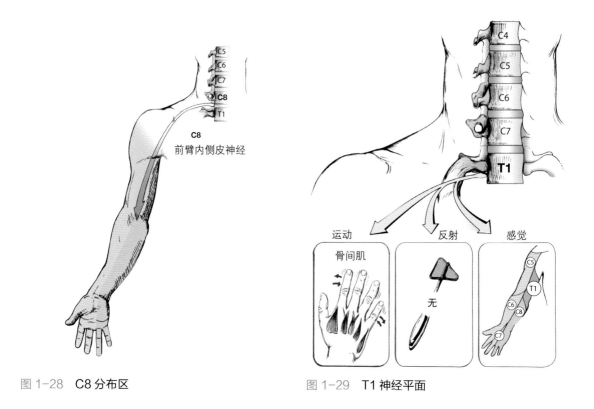

图 1-28　C8 分布区

图 1-29　T1 神经平面

指外展和内收

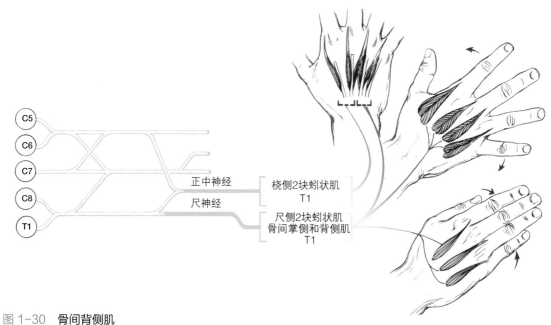

图 1-30　骨间背侧肌

起点：有 4 块骨间背侧肌，每一块肌肉有两个头，分别起自相邻两指间隙的掌骨相邻缘。

止点：第 1 骨间背侧肌止于第 2 指的近节指骨桡侧；第 2 骨间背侧肌止于第 3 指的近节指骨桡侧；第 3 骨间背侧肌止于第 3 指的近节指骨尺侧；第 4 骨间背侧肌止于第 4 指的近节指骨尺侧。

2. 小指展肌（第 5 指）　尺神经、T1。

需注意，T1 支配手部所有的小肌肉。检查手指外展，嘱患者从手的中轴将伸直的手指向两侧外展，检查者依次捏住其中两根手指尝试使其并拢。检查的步骤为：示指向中指、环指和小指；中指向环指和小指；环指向小指（图 1-31）。观察手指有无明显肌力减弱。小指向环指靠拢时，同时检查小指展肌肌力。

注意：小指向环指靠拢，测试小指展肌肌力。

指内收肌群

主要内收肌（图 1-30）

骨间掌侧肌 PAD：尺神经、C8、T1［PAD，首字母缩写意为骨间掌侧肌内收（Palmar interossei ADduct）］。

检查指收肌肌力时，嘱患者伸直手指并拢，检查者尝试掰开手指，分别检查下列各对手指：示指和中指、中指和环指、环指和小指。

在患者伸直的任意两指之间放一纸片，嘱其夹紧，检查者尝试将纸抽出也能检查手指内收肌，检查结果应以对侧为对照（图 1-32）。T1 神经平面的简易记忆方法：如果从伸出的手指间抽出一张 1 元的钞票，并将 1 元和 T1 神经平面联系。

感觉检查

上臂内侧（上臂内侧皮神经）：T1 的感觉分布区域为前臂内侧上半部及上臂内侧部位（图 1-33）。

总结

以下方案推荐用于检查上肢的神经平面。在上肢神经系统检查中，最有实用价值的评估首先是运动功能，其次是各种反射，最后是感觉功能评估。该方法简便易行而且对患者的干扰最小。

运动。检查者通过最小的动作和努力即可完成腕部和手部运动功能的检查：腕伸展（C6）、腕屈曲和指伸展（C7）、指

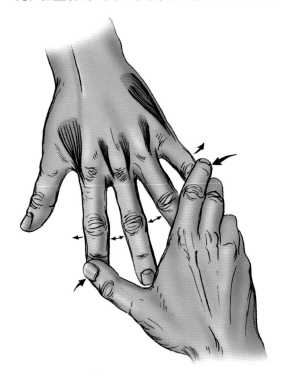

图 1-31　指外展肌肌肉检查

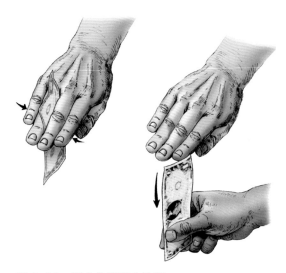

图 1-32　指内收肌肌肉检查

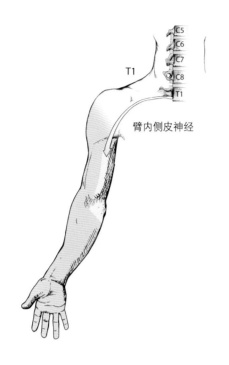

图 1-33　T1 感觉分布区

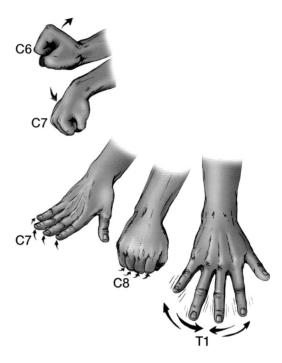

图 1-34　上肢肌肉检查总结

屈曲（C8）、指外展和内收（T1）。只有 C5 检查必须对三角肌和肱二头肌部位进行（图 1-34）。

反射。如肘关节和上肢体位正确，各种反射检查均可在同一体位完成，轻叩肱二头肌（C5）、肱桡肌（C6）和肱三头肌腱（C7），即可引出相应反射动作（图 1-35）。

感觉。感觉检查同样可以连续流畅地进行。从上肢近端外侧开始向远端移动（C5，上臂；C6，前臂），然后绕过手指（C6、C7 和 C8）。转向上肢远端的内侧，最后由下而上（C8，前臂；T1，上臂）止于腋下（T2）（图 1-36）。

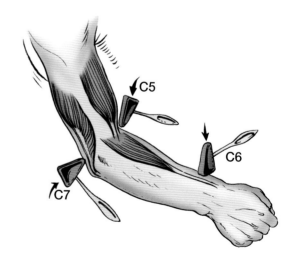

图 1-35　上肢反射检查总结

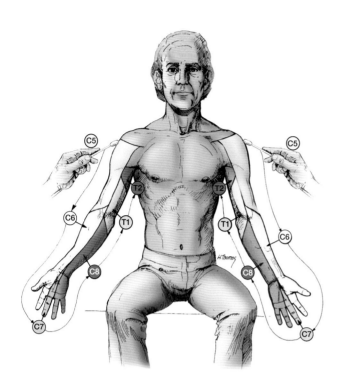

图 1-36   上肢感觉检查总结

上肢神经平面

运动

C5——肩外展
C6——伸腕
C7——屈腕和伸指
C8——屈指
T1——指外展和内收

感觉

C5——上臂外侧
C6——前臂外侧、拇指和示指
C7——中指（可有变异）
C8——前臂内侧、环指和小指
T1——上臂内侧
T2——腋窝

反射

C5——肱二头肌腱反射
C6——肱桡肌反射
C7——肱三头肌腱反射

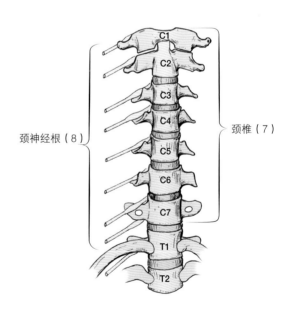

图 1-37   颈椎和神经根

临床应用

颈椎间盘突出症

颈椎包括 7 个椎体，8 对神经。因此，除了 C8 外，每根颈神经在相应椎体上沿发出。第 1 神经位于枕骨和 C1 椎体之间，第 6 神经位于 C5 和 C6 椎体之间，第 8 神经位于 C7 和 T1 椎体之间（图 1-37）。神经根从椎间盘上方发出并行经椎旁椎间孔，因此，突出的椎间盘将压迫相应平面的神经根，导致特定神经平面受累。如 C5 和 C6 椎间盘突出将压迫 C6 神经根（图 1-38）。当椎间盘突出压迫神经根时，就会诱发出沿着神经根走行的放射性疼痛。

C5 和 C6 节段与其余颈椎节段相比，活动度略大（除枕骨与 C1、C1 和 C2 间的特殊关节）（图 1-39 和 1-40），而较大的活动度导致 C5-C6 节段退变、椎间盘突出及骨关节炎发生率较其他节段更大。C6-C7 椎间盘突出发生率随着年龄增大逐渐增高，具体原因尚不清楚。

椎间盘只有向后方突出才影响神经根。解剖学上椎间盘纤维环前方强度大于后方，而且前纵韧带也比后纵韧带宽大和强韧。因此，椎间盘受外力作用后，势必向较为薄弱的后方突出。由于后纵韧带在椎间呈菱形并位于

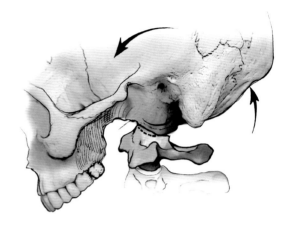

图 1-39　枕骨和 C1 间的特殊关节提供颈椎 50% 的屈伸运动

椎间盘后方中央，因此椎间盘常向一侧突出（图 1-41），而中央型突出比较少见。

椎间盘突出压迫神经根常导致沿受累神经支配区域至手部的放射性疼痛，但也可局限于肩部。咳嗽，喷嚏或者用力时均可加重疼痛，并使疼痛感放射至上肢相关分布区。

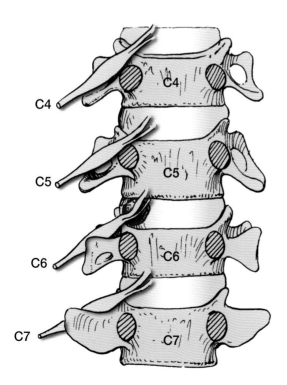

图 1-38　颈椎椎间盘突出

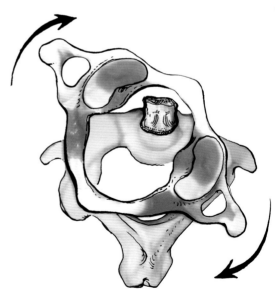

图 1-40　C1 和 C2 间的特殊关节提供颈椎 50% 的旋转运动

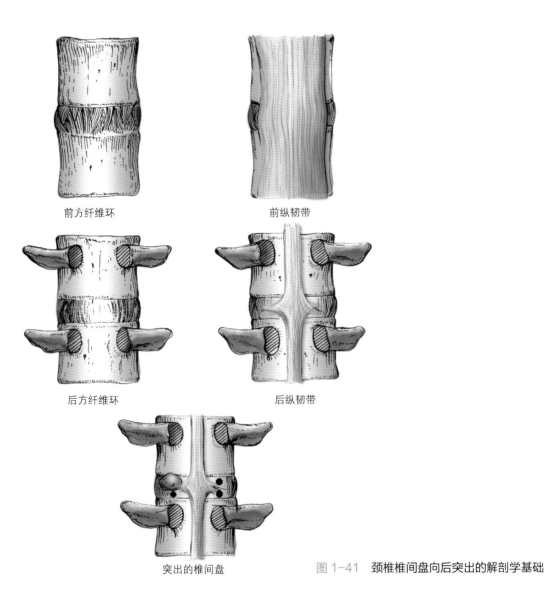

前方纤维环　　　　　　　　　前纵韧带

后方纤维环　　　　　　　　　后纵韧带

突出的椎间盘　　　　图 1-41　颈椎椎间盘向后突出的解剖学基础

椎间盘突出引起的症状与突出的部位有关。常见的是椎间盘向侧方突出，直接压迫于神经根上，造成明显的根型症状。如椎间盘为中央型突出，可引起上臂和腿部症状（图 1-42）。椎间盘膨出而未完全突破纤维环时可能引起背部中央靠近肩胛骨内上部疼痛（图 1-43）。侧方膨出则引起沿肩胛骨嵴部的疼痛（常见在内上角部），可伴随上臂的放射痛，但通常没有神经病学表现。

有时，查体可发现与神经根支配区域不一致的神经病学表现。臂丛神经通常包括 C5~T1 神经根，但有时其起始神经可能会有向上或向下一平面的变异，导致查体结果与上肢神经支配区域存在差异。明显的神经平面不一致也可由臂丛神经或者周围神经损伤导致。

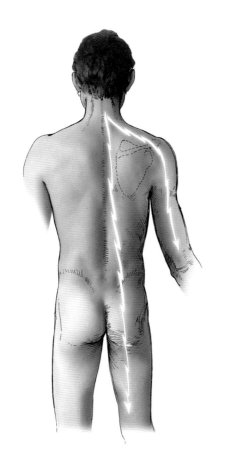

图 1-42   椎间盘中央型突出引起的放射性疼痛

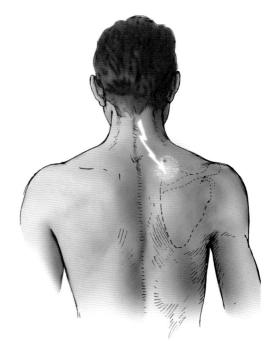

图 1-43   颈椎间盘侧方膨出引起的放射性疼痛

椎间盘突出平面的特殊检查

采用下述神经功能检查方法即可确定椎间盘突出的相应平面（图 1-44~1-48）。

表 1-1 归纳了颈椎各平面的神经功能检查方法，同时也总结了其在颈髓病变尤其是颈椎间盘突出症中的临床应用。明确椎间盘突出平面还可采用以下方法。

1. 磁共振成像（MRI）： 可以显示突出的椎间盘压迫相应节段的脊髓，神经根或者马尾神经。

2. 脊髓造影： 指的是将对比剂注入脊髓内，然后用 CT 扫描发现椎管内脊髓、神经根及其他部位的问题。这个检查通常用于既往有脊柱手术史或者不能进行 MRI 检查的患者（图 1-49）。

3. 肌电图（EMG）： 该技术能准确地检测运动电位。神经损伤 2 周后即可检测到静息肌肉的不自主放电反应（肌纤维颤动电位和正尖波）。肌电图还可检测出肌肉的去神经化表现，这可由椎间盘突出、神经根撕裂伤或者脊髓损伤导致，亦可由神经丛或者周围神经损伤引起。在临床检查时，对判断神经节段（生肌节）的代表肌肉应进行完整的评估（详见表 1-1）。

颈椎间盘突出的常见检查

瓦尔萨尔瓦（Valsalva）试验阳性只能提示椎间盘突出，而其他的神经病学试验能更准确地定位病变平面。

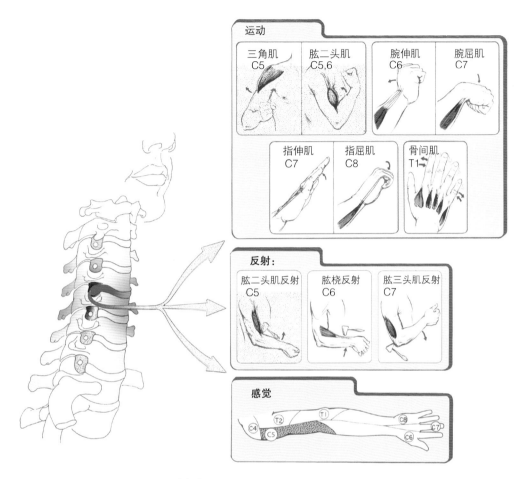

图 1-44　C4-C5 椎间盘突出累及 C5 神经根

Valsalva 试验： Valsalva 试验能增加硬膜囊内的压力，倘若颈椎管内存在占位性病变，如椎间盘突出或肿瘤，患者可继发于椎管内压力增加而出现颈椎疼痛，疼痛还可沿着上肢神经分布区域传导。

Valsalva 试验具体检查方法如下：嘱患者做屏息用力排便动作（即屏息时用力做呼气动作），增大胸腔压力。然后询问患者是否出现颈部或上肢疼痛加重（图 1-50）。Valsalva 试验是主观性试验，需要患者的主动配合，如患者无法或不愿配合，则本试验意义不大。

颈部外伤与椎间盘突出

患者常由于在车祸时颈部急剧向前、向后甩动（挥鞭样损伤）或者扭转而导致颈部疼痛（图 1-51）。这种损伤会造成神经根牵拉并挤压至周围骨赘上，或直接导致椎间盘突出。患者神经症状表现为颈部、肩胛骨内侧缘及上肢疼痛，并可伴有肢体麻木及肌无

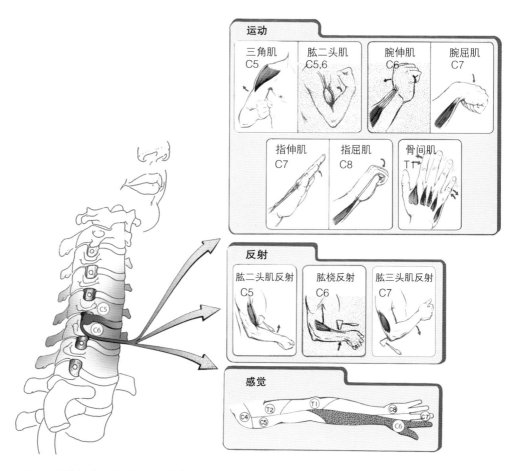

C6 神经平面，C5-C6 椎间盘

图 1-45   C5-C6 椎间盘突出累及 C6 神经根。颈椎椎间盘突出在这个平面最为常见

力等症状。但是，需注意，单纯颈部肌肉损伤也可出现相似症状。

神经损伤与软组织损伤的鉴别需通过全面的上肢神经系统体格检查。由于可能存在迟发临床症状，因此患者每次复查时均需重复进行神经系统体格检查。两次检查结果亦可相反。住院患者接受治疗后，肌力可能改善，感觉和反射功能可恢复正常。

许多患者在外伤后会出现颈部疼痛，症状可持续半年至一年，但无明显神经功能

障碍或者影像学占位，原因可能是存在永久性软组织损伤，此类患者应予保守治疗（非手术）。

钩突与骨关节炎

颈椎钩突为 C3~C7 颈椎椎体上面两侧缘向上呈嵴状的突起。钩突可以增加椎体的稳定性，并且构成了颈椎间孔的前内侧界（图 1-52）。钩突骨质增生时可以侵犯椎间孔，直接压迫脊神经根或者限制了脊神经根

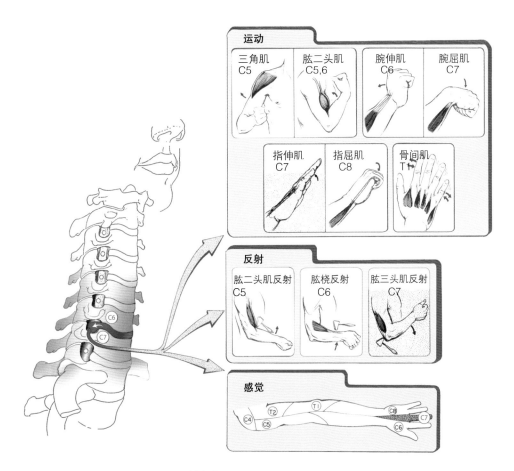

图 1-46　C6-C7 椎间盘突出累及 C7 神经根

的活动空间（图 1-53）。

在颈椎的斜位 X 线片上可以更好地判断椎间孔和钩突累及情况（图 1-54）。需注意，神经根可出现在脊髓和椎体的 45° 角上，同样的角度也存在于椎间孔和椎体之间。钩突的骨质增生除非产生症状，一般并无重要的临床意义。但当发生车祸时，由于头部和颈部剧烈伸展或屈曲可导致继发的神经根反应性水肿，使得本已狭窄的椎间孔压迫神经根。狭窄的椎间孔常会使

创伤后水肿的神经根失去活动空间而导致疼痛。疼痛和上肢的神经系统查体通常可明确受累神经根。例如，创伤引起的 C6 神经根损伤可导致前臂外侧的感觉减退，伸腕肌无力和肱桡肌反射消失。但也可出现唯一症状：肩胛骨的内上角和内侧缘疼痛。

活动的范围越大，受伤的机会也越大，骨关节炎导致的钩突骨质增生常发生在 C5~C6 椎体水平。

C8 神经平面，C7-T1 椎间盘

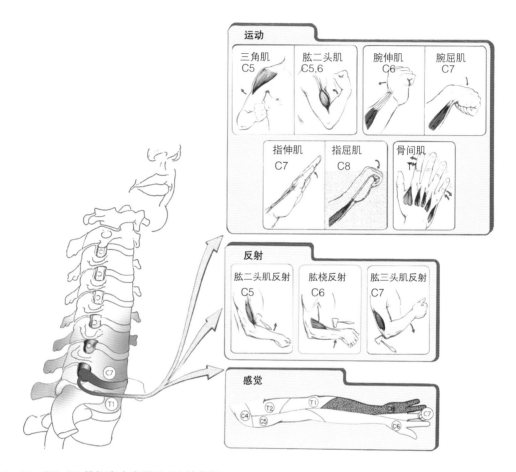

运动

| 三角肌 C5 | 肱二头肌 C5,6 | 腕伸肌 C6 | 腕屈肌 C7 |

| 指伸肌 C7 | 指屈肌 C8 | 骨间肌 |

反射

| 肱二头肌反射 C5 | 肱桡反射 C6 | 肱三头肌反射 C7 |

感觉

图 1-47　C7-T1 椎间盘突出累及 C8 神经根

颈椎间孔挤压试验

椎间孔挤压试验（Spurling 试验）是为了确定当挤压颈椎时患者的疼痛是否增加，该试验是使椎间孔变窄，关节突关节的压力增加或肌肉痉挛，从而加重对颈神经根的刺激，出现疼痛或放射痛。挤压试验可以准确诱发颈椎引起的上肢疼痛，还可能会帮助定位病变的神经节段。

如要进行挤压试验，患者取坐位或卧位，先让患者将头转向患侧并稍微伸展头部，按压患者的头顶，观察患者颈部或上肢疼痛是否有相应的增加。并且注意这种疼痛的分布范围，以及它是否与先前描述的某一皮节的范围一致（图 1-55）。

神经根撕脱伤

在摩托车事故中，颈神经根经常会从脊髓上被撕开。当一名骑手从车辆上摔下时，头部和颈部侧方着地，由于和地面撞击造成

T1 神经平面，T1-T2 椎间盘

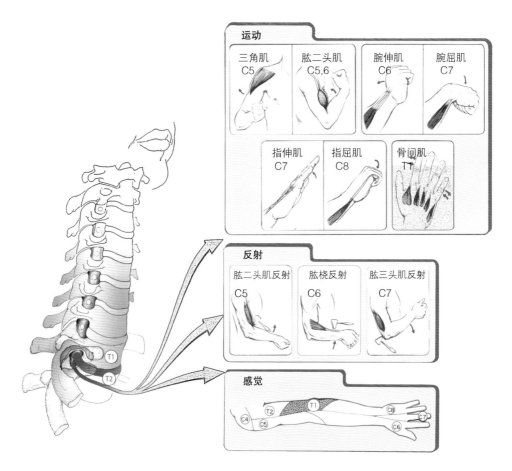

图 1-48　T1-T2 椎间盘突出累及 T1 神经根。椎间盘突出在此平面最为少见

肩膀被挤压，导致神经根受到拉伸，最后被撕脱（图 1-56）。C5 和 C6 神经根损伤最为常见。

　　体格检查可以明确显示结果：由于 C5 神经根功能的丧失，在 C5 支配的区域中会有运动障碍及感觉缺失。如三角肌瘫痪，上臂外侧有感觉障碍或麻痹，肱二头肌反射（C5~C6）减退或消失，脊髓造影可以看到

撕裂点。由于 C5 神经根起源于 C4 和 C5 椎体之间，这种损伤是不适合手术修复的，并且损伤是永久性的，没有恢复的可能。

　　尽管 C5、C6 是最常被撕脱的神经根，但是 C8 和 T1 也可能被撕脱。如果骑手撞击地面时，他的肩膀过度外展，最低的臂丛神经根也容易受损，而 C5、C6 神经根仍然完好无损。

表 1-1 颈椎间盘突出和骨关节炎

神经根	椎间盘	肌肉	腱反射	感觉	肌电图	脊髓造影	钩突
C5	C4-C5	三角肌 肱二头肌	肱二头肌腱反射	上臂外侧 腋神经	三角肌等[†]肌纤维颤动或尖波	C4-C5 处突出	C5
C6*	C5-C6	肱二头肌 腕伸肌群	肱桡肌反射	前臂外侧 肌皮神经	肱二头肌等[※]肌纤维颤动或尖波	C5-C6 处突出	C6
C7	C6-C7	肱三头肌 腕屈肌群 指伸肌群	肱三头肌腱反射	中指	肱三头肌等[§]肌纤维颤动或尖波	C6-C7 处突出	C7
C8	C7-T1	手内在肌 指屈肌群		前臂内侧	手内在肌[‖]肌纤维颤动或尖波	C7-T1 处突出	
T1	T1-T2	手内在肌		上臂外侧	手肌肌纤维颤动或尖波		

注：* 最常见的椎间盘突出平面；
[†] 三角肌、菱形肌、冈上肌和冈下肌；
[※] 桡侧腕长、短伸肌；
[§] 肱三头肌、桡侧腕屈肌、指长伸肌；
[‖] 指屈肌。

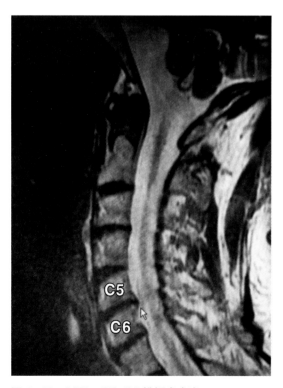

图 1-49 MRI：C5-C6 椎间盘突出

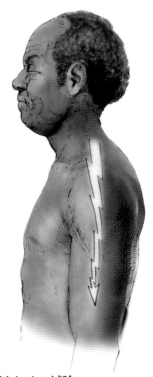

图 1-50 Valsalva 试验

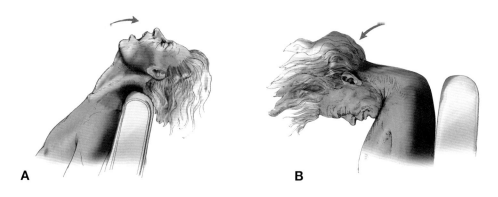

图 1-51A，B　颈椎挥鞭样损伤

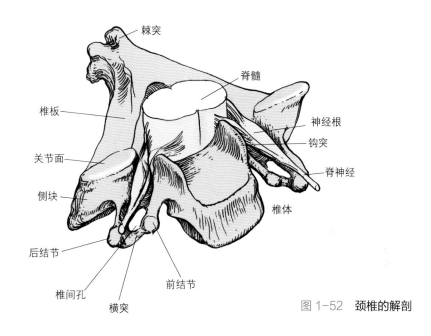

棘突

脊髓

椎板

关节面

侧块

后结节

椎间孔

横突

前结节

神经根

钩突

脊神经

椎体

图 1-52　颈椎的解剖

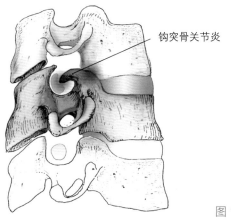

钩突骨关节炎

图 1-53　钩突骨关节炎

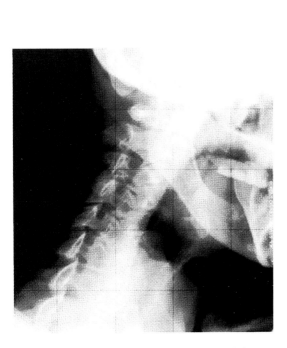

图 1-54 继发于钩突骨关节炎的椎间孔狭窄（C3-C4）

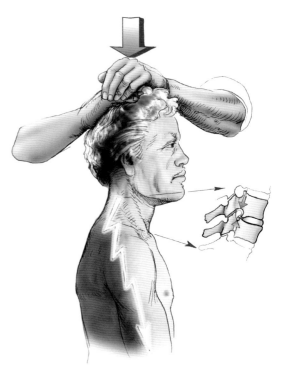

图 1-55 椎间孔挤压试验（引自 Hoppenfeld, S.: *Physical Examination of the Spine and Extremities,* Appleton-Century-Crofts）

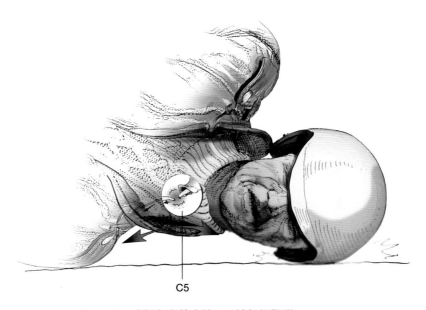

C5

图 1-56 摩托车事故中的 C5 神经根撕脱

第二章

躯干和下肢的神经根损伤评估

脊髓和马尾神经的病理学表现，如椎间盘突出、肿瘤或者神经根撕脱，经常会引起下肢的症状。了解下肢各肌肉运动、反射和感觉区域及其神经系统平面（脊髓平面）之间的临床关系，对于更准确和容易地发现和定位脊柱问题特别有帮助。

为了使脊柱和下肢的关系清晰，腰椎的神经检查将被分为检查每一神经所对应的皮肤感觉和肌力。因此，针对腰椎的每一神经所对应的肌肉、反射和接收神经支配最明显的感觉区域都要检查。

T2~S4 神经根检查

T2~T12 神经平面

肌肉检查

肋间肌：肋间肌是分段受神经支配的，很难被单独评估。

腹直肌：腹直肌由 T5~T12（L1）神经的前支分段支配，脐是 T10 和 T11 神经支配的分割点。

比弗（Beevor）征（图 2-1）：检查腹直肌神经分段支配的完整性。嘱患者仰卧、双臂交叉在胸前或头后，向前 1/4 坐起，观察他的脐孔，正常的人做这个动作时脐孔不会移动，如果脐孔向上、向下移动或偏向一侧，提示腹直肌的肌力异常。当脊髓或神经根病变在 T10 以下 T12 以上时，可以引起所支配的腹直肌的下半部分无力，而腹直肌的上半部分肌力正常，因此患者进行 Beevor 征检查时可见脐孔向上移动。

感觉检查

每一神经根支配的感觉区域如图 4-1 所示。T4 穿过乳头连线，T7 平剑突，T10 在脐水平，T12 在腹股沟水平。这些感觉区域的神经支配具有很大重叠，因此，仅有一条

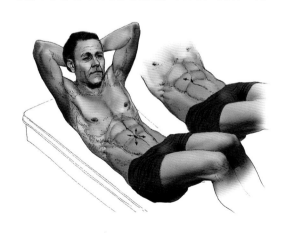

图 2-1　Beevor 征

神经根损伤时，常常不会出现感觉缺失，而仅表现为感觉减退。

T12~L3 神经平面

肌肉检查

没有针对每条神经根的特殊肌肉检查，下肢的肌肉检查通常包括髂腰肌（T12、L1、L2、L3）、股四头肌（L2、L3、L4）和内收肌群（L2、L3、L4）。

髂腰肌：（T12）分支，L1~L3。髂腰肌是主要的髋屈肌（图 2-2）。检查方法是指导患者坐在检查台的边缘，双下肢悬空。检查者把手放在患者的髂嵴上以稳定他的骨盆，然后嘱患者抬高下肢，同时检查者另一只手放在患者股骨远端靠近膝关节处，让患者尽力抬高下肢与检查者对抗（图 2-3）。确定患者所能克服的最大阻力，然后重复测试对侧的髂腰肌并互相比较。因为髂腰肌受到几个节段神经支配，肌力略低于对侧则表明可能有神经病变。

除了可能的神经病变，髂腰肌的肌力不足也有可能是由于肌肉间的脓肿，肌肉检查时的疼痛不配合引起。髋、膝关节手术也会导致髂腰肌肌力减弱。

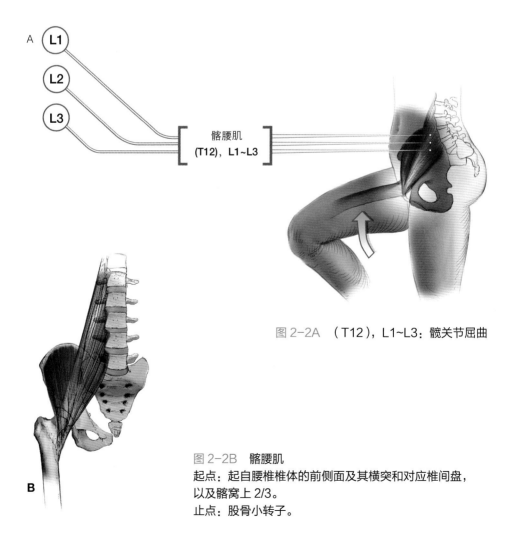

图 2-2A　（T12），L1~L3：髋关节屈曲

图 2-2B　髂腰肌
起点：起自腰椎椎体的前侧面及其横突和对应椎间盘，以及髂窝上 2/3。
止点：股骨小转子。

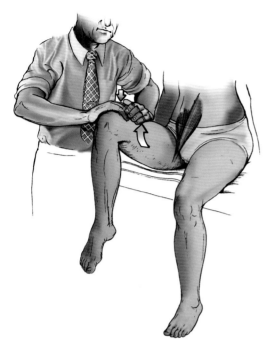

股四头肌：L2~L4（股神经）。股四头肌的肌肉检查方法是让患者从蹲位站起（图2-4）。注意其是否可以站直，膝关节是否完全伸展，或者患者是否用一条腿更多一些，从屈曲到伸直的弧线运动应当平滑自然。有时候，患者可能只能平滑伸展膝关节到正常活动范围最后10°，然后非常费力地勉强完成最后动作。最后10°的伸展困难被称为伸肌滞后。发生原因是因为膝关节活动范围最后10°~15°的伸展需要比静止时至少多50%的肌力（根据 Jacqueline Perry）。伸肌滞后常见于股四头肌的肌力减弱，有时患者尽最大的努力也无法完全伸直膝关节（图2-5）。

图 2-3　髂腰肌肌肉检查

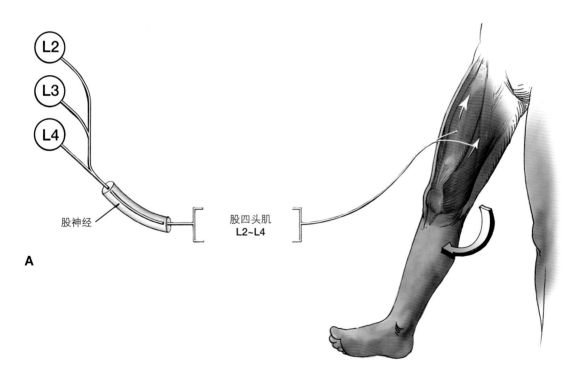

L2
L3
L4

股神经　　股四头肌
　　　　　L2~L4

A

图 2-4A　L2~L4：膝关节伸展

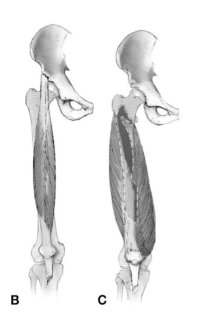

B　　　　C

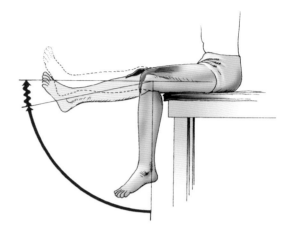

图 2-5　伸肌滞后（引自 *Hoppenfeld, S.: Physical Examination of the Spine and Extremities*, Appleton-Century-Crofts）

图 2-4B　股直肌

起点：股直肌是有两个起点头的双关节肌。直头，起自髂前下棘。屈头，起自髋臼缘上沿。

止点：附着于髌骨上缘，由髌支持带向下延伸形成髌下韧带，止于胫骨粗隆。

图 2-4C　股中间肌

起点：股骨前上 2/3 及侧面。

止点：附着于髌骨上缘，由髌支持带向下延伸形成髌下韧带，止于胫骨粗隆。

股外侧肌

起点：髋关节囊、粗隆间连线、臀肌粗隆和粗线外侧唇。

止点：附于髌骨近端外缘，由髌骨向下经髌下韧带止于胫骨粗隆。

股内侧肌

起点：股骨中部前方的粗线内侧唇（股骨前方的突起成为粗线，分为内侧唇和外侧唇）。

止点：附着于髌骨内侧缘，由髌骨向下经髌下韧带止于胫骨粗隆。

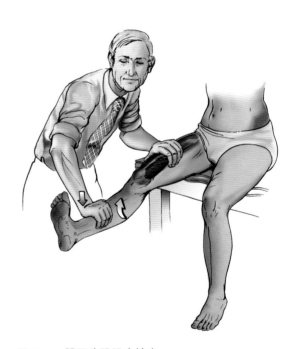

图 2-6　股四头肌肌肉检查

检查股四头肌时，检查者用一只手放在膝关节上方以稳定大腿，在踝关节上方施加阻力，指导患者伸展膝关节与阻力对抗，用稳定大腿的手触诊股四头肌（图 2-6）。注意，股四头肌的肌力减弱也可以由膝关节手术后肌力下降或肌肉本身的撕裂所引起。

髋内收肌群：L2~L4（闭孔神经）。同股四头肌一样，髋内收肌群可以作为一个肌群来检查（图 2-7）。患者取仰卧位或侧卧位，指导患者外展下肢，检查者把双手分别放在患者双膝内侧，指导患者下肢内收以对抗阻力（图 2-8），确定患者能克服的最大阻力。

反射检查

虽然膝跳反射由 L2~L4 支配，但主要由 L4 支配，因此膝跳反射被当作 L4 神经检查内容。

感觉检查

从 L1~L3 发出的神经支配腹股沟韧带与膝关节之间大腿前方的感觉。L1 皮支支

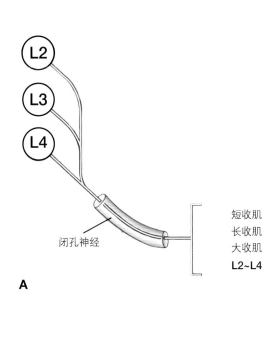

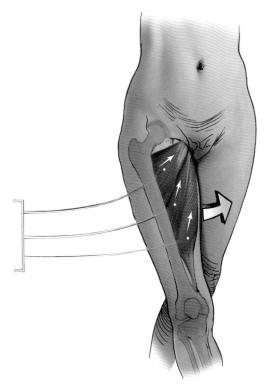

闭孔神经

短收肌
长收肌
大收肌
L2~L4

A

图 2-7A　L2~L4：髋内收

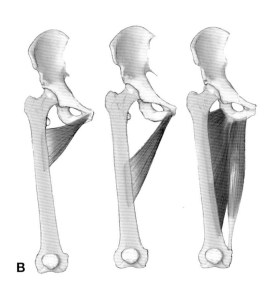

B

图 2-7B
短收肌（中）
起点：耻骨下支的外侧面。
止点：从小转子至股骨后面粗线的延长线和粗线的上部。
长收肌（左）
起点：耻骨前表面，在耻骨角与耻骨联合之间。
止点：粗线，股骨内侧嵴中部。
大收肌（右）
起点：坐骨结节、坐骨支和耻骨下支前面。
止点：从股骨大转子至粗线。股骨粗线、股骨内上髁线和股骨内收肌结节。

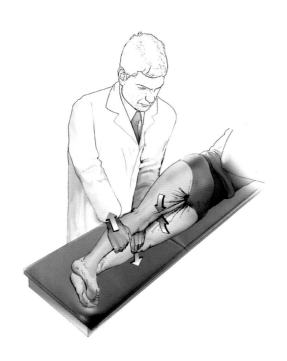

图2-8   髋内收肌群肌肉检查

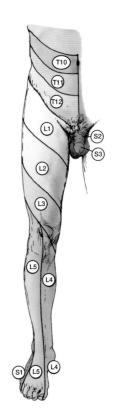

图2-9   下肢感觉神经支配区

配腹股沟韧带下大腿前方斜带状皮肤，L3皮支支配膝关节上大腿前方斜带状皮肤，在这两者之间大腿前方的皮肤由L2皮支支配（图2-9）。

　　由于有独立的带状支配区，感觉检查是一种比运动检查更准确的评估T12、L1、L2和L3神经的方法。因为缺少可以独立检查的肌肉，这些节段也没有代表性的反射，通过运动检查准确定位神经十分困难。L4、L5和S1节段的神经可以由其独立支配的肌肉、皮区和反射定位，所以诊断相对容易。

L4 神经平面

肌肉检查

　　胫骨前肌：L4（腓深神经）。胫骨前肌

主要由L4神经支配，同时也接受L5神经的支配（图2-10和图2-11）。检查胫骨前肌功能时，嘱患者足背伸内翻并用足跟着地行走。胫骨前肌腱在跨过踝关节前内侧时可见，其远端延伸至止点的部分更加明显。胫骨前肌肌力减弱的患者不能完成这个功能性的足背伸内翻试验，并可出现"垂足"或跨阈步态。

　　检查胫骨前肌时，嘱患者坐于检查台边缘。检查者抬起患者的小腿，嘱其足背伸内翻。在第一跖骨头和体部施加阻力尝试使足跖屈外翻，同时触诊胫骨前肌（图2-12）。

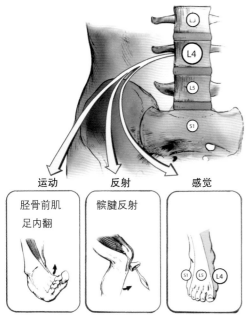

图 2-10　L4 神经平面

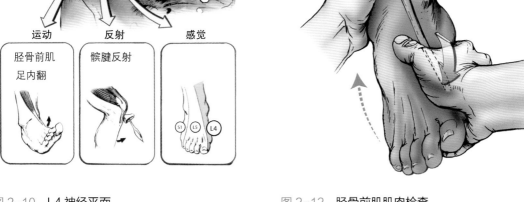

图 2-12　胫骨前肌肌肉检查

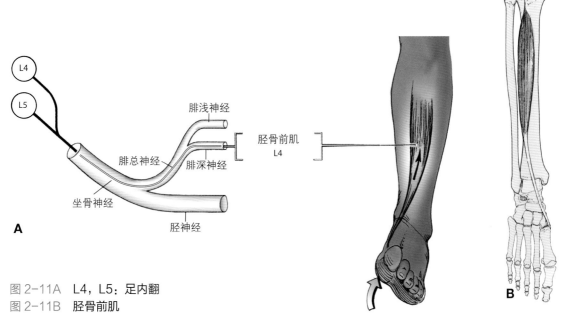

图 2-11A　L4，L5：足内翻

图 2-11B　胫骨前肌

起点：胫骨外侧髁，胫骨体前外侧上 2/3，骨间膜。

止点：内侧楔骨内下方，第一跖骨底部。

反射检查

膝跳反射：膝跳反射是由 L2~L4 神经根发出的神经（主要由 L4 发出）所传导的深反射。临床应用中，应将膝跳反射视为 L4 反射，但由于髌腱亦受 L2、L3 支配，因此当 L4 神经根完全损伤时，膝跳反射明显减弱但不会完全消失。但是在原发性肌肉疾病，如神经根疾病或前角细胞病，膝跳反射可完全消失。

检查膝跳反射时，嘱患者坐在检查台边缘，双小腿悬空（患者也可坐在椅子上，一侧腿交叉跨过另一侧腿膝关节；如患者卧床则将膝关节轻度屈曲抬起）（图 2-13）。在上述体位，髌腱处于拉伸状态。检查者触诊患者髌腱两侧的软组织凹陷处可以准确定位髌腱，检查者用短促的甩腕动作在膝关节水平敲击髌腱以引出该反射。如膝跳反射难以引出，嘱患者紧握双手，当检查者敲击髌腱时尝试分开紧握的双手可增强反射。这就是手互扣外拉法，能防止患者有意识地抑制或影响其对反射检查的反应。在另一侧腿重复检查过程，膝跳反射检查结果分为正常、亢进、减弱或消失。为便于记忆，可将由 4 块肌肉组成的股四头肌和支配膝跳反射的 L4 联系起来（图 2-14）。

膝跳反射也可受神经系统疾病之外的原因影响，如股四头肌外伤病史、近期膝关节手术史或膝关节积液等均可导致膝跳反射减弱或消失。

感觉检查

L4 支配小腿内侧及延伸至足内侧的皮肤感觉。膝关节为 L3 和 L4 支配区的分界线，之上由 L3 支配，之下由 L4 支配。在小腿，胫骨嵴内侧由 L4 支配，外侧由 L5 支配（图 2-15）。

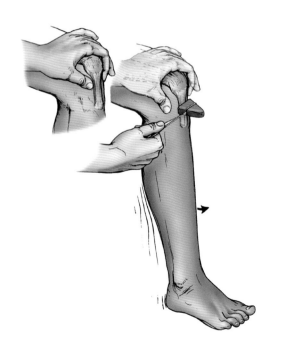

图 2-13   膝跳反射检查

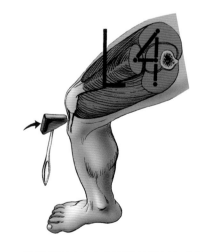

图 2-14   膝跳反射由 L4 支配的简易记忆方法：将股四头肌和 L4 神经支配相联系

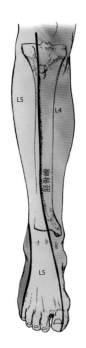

图 2-15　L4 和 L5 神经感觉支配区

L5 神经平面

肌肉检查（图 2-16~ 图 2-18）

1. 跨长伸肌。

2. 趾长伸肌和趾短伸肌。

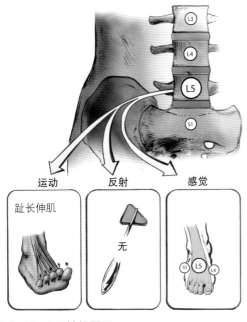

图 2-16　L5 神经平面

3. 臀中肌。

跨长伸肌：L5（腓深神经）。跨长伸肌腱在胫骨前肌外侧跨过踝关节前方，主要由 L4 支配。嘱患者用足跟行走，既不内翻也不外翻，肌腱止点位于趾末节趾骨近端，该肌腱向其止点延伸处很明显。检查跨长伸肌时，嘱患者坐于检查台边缘，检查者一手握住跟骨并抬起患者足部，嘱患者背伸足趾，检查者用拇指触及跨长伸肌。另一侧手拇指置于患者第一趾甲床上，余四指握住前足，然后向下拉脚趾以对抗该背伸动作（图 2-19A）。如果检查者的拇指穿过趾间关节，则同时测试跨短伸肌；因此，检查者应确保施加的阻力位于趾间关节远节以单独检查跨长伸肌。要注意趾骨骨折或其他近期损伤也会导致跨长伸肌肌力明显下降。

趾长伸肌和趾短伸肌：L5（腓深神经）。检查趾长伸肌和趾短伸肌功能的方法同检查跨长伸肌，嘱患者用足跟着地行走。趾长伸肌腱跨过踝关节前方，在足背突出呈扇形展开并滑入其止点，即外侧四趾中远节趾骨的背侧面。

检查趾长伸肌时，患者继续坐于检查台边缘。检查者一手握住患者跟骨并固定踝关节，嘱患者伸展足趾，检查者用另一手的拇指触及趾长伸肌腱。通过足趾背侧施加压力并尝试屈曲足趾来对抗患者的动作（图 2-19B）。正常情况下，足趾应难以被屈曲。

臀中肌：L5（臀上神经）。检查臀中肌时，嘱患者侧卧位（图 2-20），检查者一手固定患者骨盆，嘱其外展大腿。当大腿外展完全后，检查者另一手在其膝关节水平大腿外侧施加阻力（图 2-21）。为避免屈髋时其他肌肉的代偿作用，检查时应确保髋关

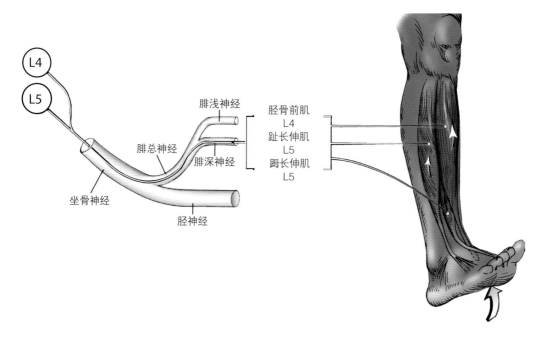

图 2-17　L4、L5：足背伸（踝关节勾起）

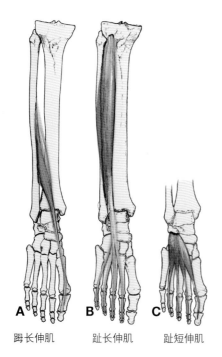

图 2-18A　蹈长伸肌
起点：腓骨前侧面中 1/2 及邻近的骨间膜。
止点：蹈趾远节趾骨底部背面。
图 2-18B　趾长伸肌
起点：腓骨前侧面上 3/4，骨间膜。
止点：外侧 4 趾中远节趾骨背面。
图 2-18C　趾短伸肌
起点：跟骨上端和外侧面前部，跗骨窦。
止点：第 1 根肌腱止于趾近节趾骨底部背面，余 3
根肌腱止于趾长伸肌腱外侧。

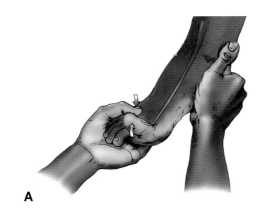

A

图 2-19A　跨长伸肌肌肉检查

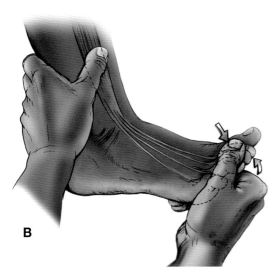

B

图 2-19B　趾伸肌肌肉检查

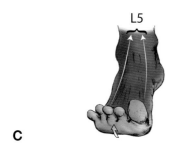

C

图 2-19C　一种简单记忆趾伸肌由 L5 神经支配徒手检查的方法

节处于中立位。

反射检查

由 L5 神经支配的反射均不易引发。尽管胫骨后肌反射是 L5 支配，但难以常规引出。如检查完运动和感觉功能后仍难以确定 L5 水平的完整性，可检查胫骨后肌反射。具体方法：检查者握住患者前足，轻微背伸外翻，在足内侧舟骨粗隆近端，即胫骨后肌腱止点近端敲击胫骨后肌腱，通常可引发轻微的跖屈内翻反应。

感觉检查

L5 感觉支配区为小腿外侧和足背。胫骨嵴将 L4、L5 支配区分开。为更加明确区分 L4 和 L5 支配区，从膝关节触及胫骨嵴，向远端延伸并转向内踝。所有胫骨嵴外侧部分，包括足背，受 L5 感觉支配（参见图 2-15）。

S1 神经平面

肌肉检查

1. 腓骨长、短肌。
2. 腓肠肌 – 比目鱼肌群。
3. 臀大肌。

腓骨长、短肌： S1（腓浅神经）。腓骨长、短肌在功能上可以一起检查（图 2-22 和图 2-23）。因腓骨长、短肌是踝和足的外翻肌，嘱患者用足内侧缘着地行走。腓骨肌腱在绕过外踝前变得突出，越过腓骨结节两侧（腓骨短肌位于腓骨结节上方，腓骨长肌位于腓骨结节下方），随后向各自的止点延伸。

徒手检查腓骨肌时，嘱患者坐于检查台边缘。检查者一手握住患者跟骨并固定踝

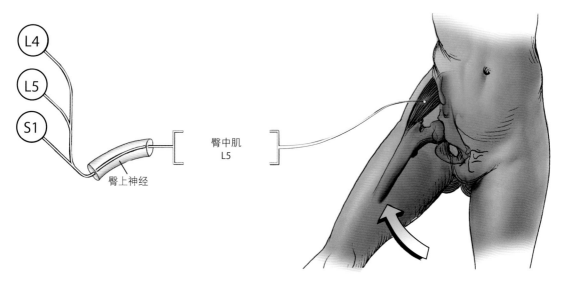

图 2-20   L4、L5、S1：髋外展

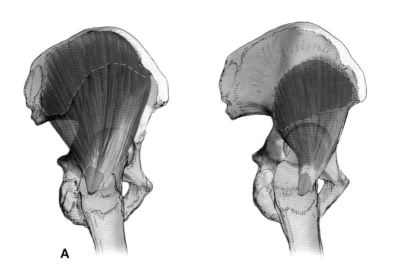

A

图 2-21A   臀中肌
起点：从臀后线上方至臀前线下方和髂嵴之间的髂骨翼外侧面，以及臀肌筋膜。
止点：股骨大转子外侧面。

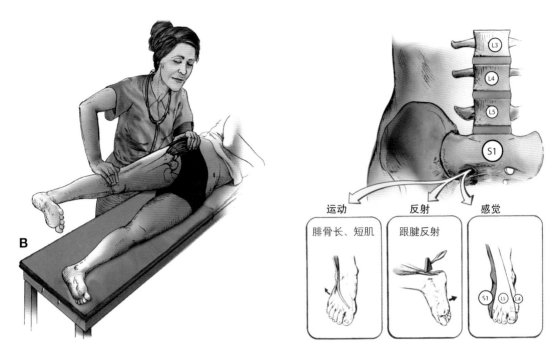

图 2-21B   臀中肌肌肉检查

图 2-22   S1 神经平面

运动   反射   感觉

腓骨长、短肌   跟腱反射

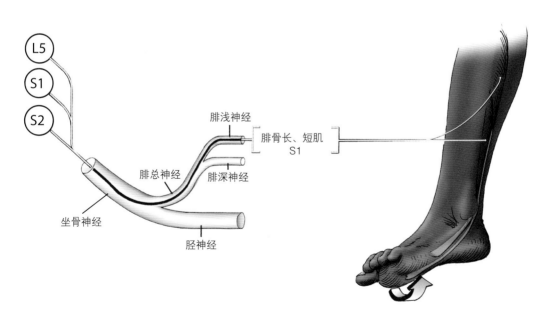

L5

S1

S2

腓浅神经

腓骨长、短肌
S1

坐骨神经   腓总神经   腓深神经

胫神经

图 2-23   S1：足外翻

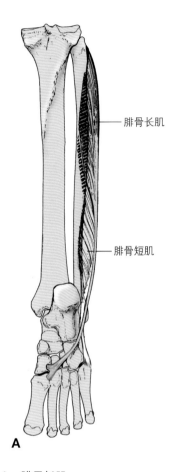

A

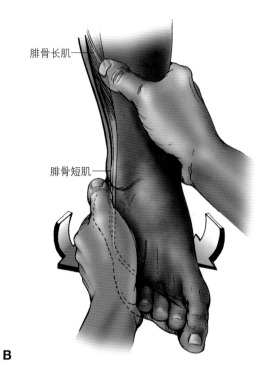

B

图 2-24A   腓骨长肌
起点：腓骨头和腓骨外侧面的近端 2/3。
止点：内侧楔骨外侧，第一跖骨底部。
腓骨短肌
起点：腓骨外侧面远端 2/3，邻近的骨间膜。
止点：第五跖骨底部茎突。

图 2-24B   腓骨肌肌肉检查

关节，嘱患者足跖屈外翻，检查者用另一手在患者第五趾处触及腓骨肌，用手掌推第五跖骨头和体部以对抗跖屈外翻动作（图2-24），并避免对足趾施力。

腓肠肌 – 比目鱼肌群： S1、S2（胫神经）。由于腓肠肌 – 比目鱼肌群的力量远大于检查者上臂和前臂的力量，因此很难检查出轻度肌力减弱。因此，徒手肌肉检查该肌群并非好的选择，应对其进行功能检查（图2-25）。嘱患者用足趾行走，如存在严重肌

力减弱则患者无法完成该动作。如检查正常，嘱患者仅用单足前足跳跃，迫使腓肠肌群支撑 2.5 倍体重。如患者跳跃时平足着地或不能完成该动作，则存在腓肠肌群肌力减弱（图 2-26）。显然，高龄或腰痛患者难以完成此部分功能测试。可嘱此类患者单腿站立并尝试连续 5 次踮起脚尖（提踵）。如不能完成则提示腓肠肌群肌力减弱。

臀大肌： S1（臀下神经）。臀大肌功能检查，嘱患者不用手帮忙从坐位站起（图

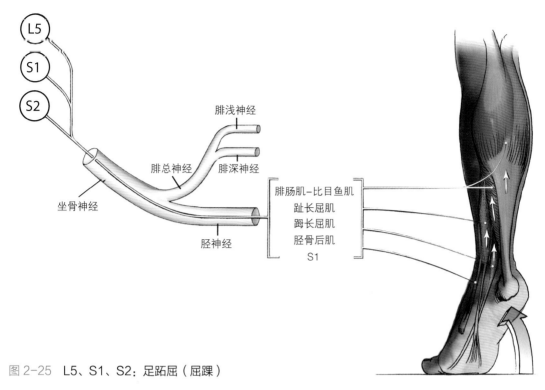

图 2-25　L5、S1、S2：足跖屈（屈踝）

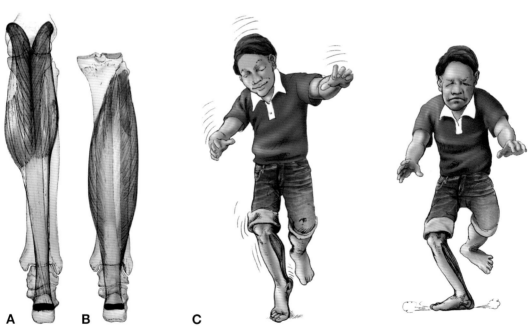

A　　　**B**　　　**C**

图 2-26A　腓肠肌

起点：内侧头，股骨内侧髁和邻近部分；外侧头，股骨外侧髁和邻近部分。

止点：通过跟腱止于跟骨后表面。

图 2-26B　比目鱼肌

起点：腓骨头和腓骨上 1/3 的后方，腘窝和胫骨内侧缘的中 1/3，胫腓骨之间的腱弓。

止点：通过跟腱止于跟骨后表面。

图 2-26C　腓肠肌 – 比目鱼肌群肌肉检查。

2-27）。为更精确地检查臀大肌肌力，嘱患者俯卧于检查台，髋部屈曲，小腿悬空。屈曲膝关节放松腘绳肌群以消除其对臀大肌的协同作用。检查者用前臂置于患者髂嵴上以固定骨盆，用手触及臀大肌。嘱患者后伸髋关节，于膝关节上方大腿后侧施加阻力，触诊臀大肌张力（图 2-28）。

反射检查

跟腱反射：跟腱反射是由小腿三头肌介导的深反射。跟腱反射由 S1 神经平面发出的神经支配，如 S1 神经根被切断，跟腱反射将消失。

为检查跟腱反射，嘱患者坐于检查台边缘，小腿悬空。足部轻微背伸以轻度拉伸跟腱。检查者拇指和其余四指触诊跟腱两侧凹陷软组织以定位跟腱，用叩诊锤的平头敲击跟腱以引发突然的不自主的跖屈（图 2-29）。当跟腱被敲击时，嘱患者紧握双手并尝试分开（或将双手握紧）可增强反射。为便于记忆，可以将"阿基利斯之踵"和该反射相联系（图 2-30）。

此外，跟腱反射的引出方式还有很多种，可根据所检查患者的具体情况选择最适合的方式，部分方法如下。

如患者卧床，可将其一侧腿交叉放在另一侧膝关节上以使踝关节活动不受限。检查者一手握住患者前足并使足轻度背伸以使跟腱处于牵拉状态，随后敲击跟腱。如患者俯卧位，嘱其屈膝 90°，在检查前使其足轻度背伸牵拉跟腱。如果患者踝关节肿胀或敲击跟腱会引起难以忍受的疼痛，则嘱患者俯卧，踝关节置于床或检查台边缘以外。检查者用手指前部按压

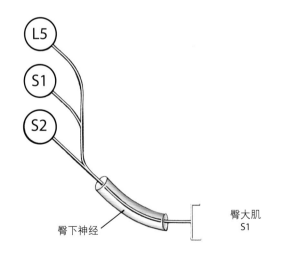

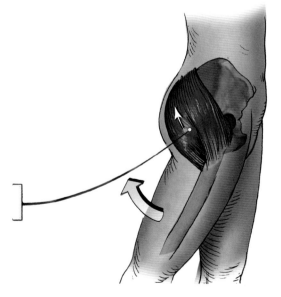

图 2-27　S1：伸髋

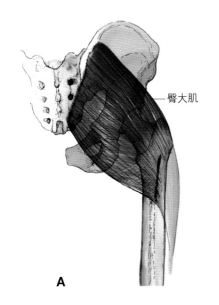

图 2-28A　臀大肌
起点：臀后线和髂嵴外侧唇，骶骨和尾骨后表面。
止点：阔筋膜张肌的髂胫束部，股骨臀肌粗隆。

A

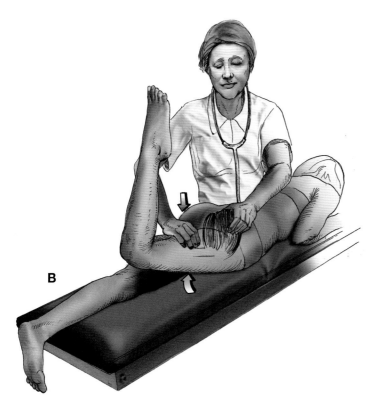

B

图 2-28B　臀大肌肌肉检查

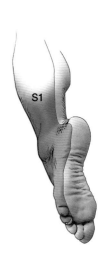

S1

图 2-28C　S1 神经感觉支配区

患者前足使其背伸，用叩诊锤敲击检查者手指。如腓肠肌收缩使足轻度跖屈则为阳性。检查过程可通过手感知这一动作。

感觉检查

　　S1 神经感觉支配区包括足外侧和足底的一部分（图 2-28C）。

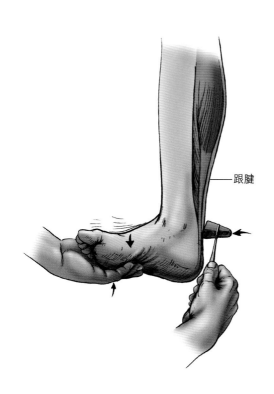

图 2-29   跟腱反射检查

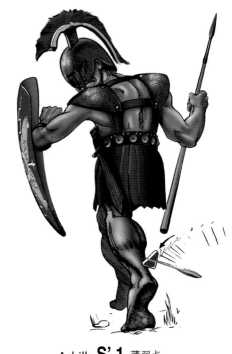

Achille S' 1 薄弱点

图 2-30   一种简单记忆跟腱反射由 S1 支配的方法

S2~S4 神经平面

肌肉检查

　　S2、S3 神经支配足内在肌。尽管缺乏有效单独检查这些肌肉的方法，但患者出现足趾蜷曲时需考虑足内在肌失神经支配的可能。膀胱功能亦由 S2~S4 支配，因此影响足的神经疾病可同时影响膀胱功能。

反射检查

　　需注意，S2~S4 不支配深反射，但肛门浅反射由 S2~S4 支配。检查肛门反射时，触摸肛周皮肤，肛门括约肌（S2~S4）应反射性收缩。

感觉检查

　　S2、S3、S4、S5 的皮肤感觉支配区在肛周呈三个同心环状分布，S2 支配区位于最外侧的环，S3 支配区位于中间环，S4、S5 支配区位于最内侧（图 2-31）。

总结

　　以下推荐的是临床上检查下肢神经支配的常见步骤。首先应完成肌肉检查，然后是感觉检查，最后才是反射检查。

　　如检查限于足部，大部分下肢肌肉检查可通过检查者和患者微小的努力和动作来完成：从内侧到外侧依次检查足部肌肉，位于

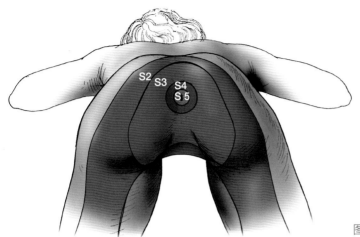

图 2-31　S2~S5 神经感觉支配区

足内侧的胫骨前肌由 L4 支配，位于足背的趾长伸肌和趾短伸肌由 L5 支配，位于足外侧的腓骨肌则由 S1 支配。

从足背内侧至外侧，也能对皮肤感觉进行连续流畅的检查。足内侧缘由 L4 支配，足背由 L5 支配，外侧缘由 S1 支配（图 2-32）。同时检查对侧肢体可获得即刻对比。肌肉表面的皮肤感觉通常与该肌肉为同一神

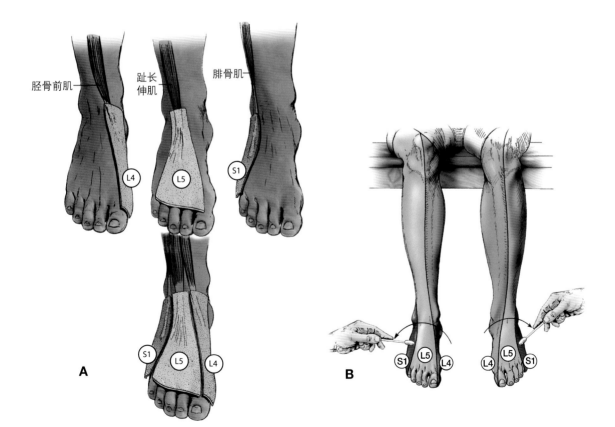

图 2-32　感觉支配区（A）和检查足背感觉的方法（B）

经平面的神经支配。

反射检查同样能流畅地进行。患者坐位时，L4 支配的膝跳反射，S1 支配的跟腱反射均较容易引出。

下肢神经水平
运动
L3—股四头肌（L2、3、4）
L4—胫骨前肌
L5—趾伸肌
S1—腓骨肌
T1—趾外展和内收
感觉
T12—腹股沟韧带近端的下腹部
L1—腹股沟韧带远端至大腿上段
L2—大腿中段
L3—大腿下段
L4—小腿内侧至足内侧
L5—小腿外侧至足背
S1—足外侧
S2—大腿后方，纵向条形
反射
L4—膝跳反射
L5—胫骨后肌反射（诱发困难）
S1—跟腱反射

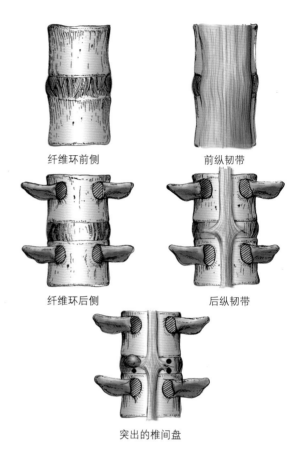

纤维环前侧　　　　　　　前纵韧带

纤维环后侧　　　　　　　后纵韧带

突出的椎间盘

图 2-33　腰椎间盘后方突出的解剖学基础

临床应用

腰椎间盘突出症

腰椎间盘突出的解剖学原因与颈椎间盘类似（见第 25 页），而且也常向后方突出，并以一侧突出为主，压迫累及一侧神经根（图 2-33）。患者常常主诉一侧肢体放射性疼痛，同时出现双下肢症状的情况少见。

首先，需注意脊髓马尾的神经根与椎间盘之间的空间关系。在穿过椎间孔前，神经根以近似 45° 在椎弓根内下缘走行。由于椎弓根位于椎体上 1/3，因此走行于椎弓根内下的神经根往往不经过相应节段的椎间盘平面，椎间盘突出后其对应的神经根往往不受压迫（图 2-34）。事实上神经根往往受其上

一节段椎间盘的影响。例如，L5 神经根穿过 L4-L5 椎间盘后方，然后经过 L5 椎弓根内下方进入椎间孔，所以 L4-L5 椎间盘突出往往压迫 L5 神经根，L5-S1 椎间盘突出一般不会压迫 L5 神经根（图 2-35）。因此，对于症状表现为 L5 神经根受压的患者，其潜在的腰椎间盘突出节段往往在 L5 椎体以上。

L4-L5、L5-S1 节段在腰椎中活动度最大，因此潜在的腰椎间盘破裂、突出等概率远大于其他节段腰椎。90% 的腰椎间盘突出发生在这两个节段。

表 2-1 列出了临床最相关神经平面的适用检查。可应用于椎间盘突出问题（图 2-36~ 图 2-39。）

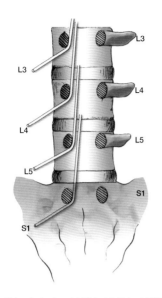

图 2-34 椎间盘突出压迫神经根的解剖学基础

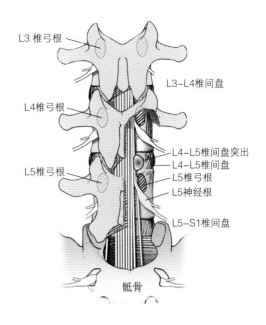

图 2-35 L4–L5 椎间盘突出压迫 L5 神经

虽然表中的神经节段定位描述非常精确，但临床上可能并非如此。许多原因均可造成差异，如一些神经根混合了相邻神经根的部分神经纤维（L4 神经根中可能包含 L3、L5 神经根的部分神经纤维）；另外，单一椎间盘突出可能会累及 2 条以上神经根，这种情况最常见于 L4–L5 椎间盘，其突出时可能影响 L5 及 S1 神经根，椎间盘突出在中央位置时这种现象更为常见。有时可能出现多节段的椎间盘突出，这种情况下患者会出现不典型的神经症状。

下腰椎紊乱与腰椎间盘突出症

某些患者在背重物、摔倒或车祸时扭腰后出现下腰背痛，这些患者常主诉背痛（局部压痛或下腰部痛）伴不同程度的腰骶痛，并向下累及到下肢。

通过神经查体，可以把广泛背痛或不累及神经的下腰痛患者与累及神经的患者相鉴别。因某些神经受累症状起初并不明显，而随时间进展可出现肌力下降、反射消失、感觉变化或者获得上述症状的改善（可能是

表 2–1 腰椎间盘突出症累及的神经根及其表现

神经根	椎间盘	肌肉	反射	感觉	肌电图	脊髓造影
L4	L3–L4	胫骨前肌	膝跳反射	小腿内侧	胫骨前肌纤颤或尖波	邻近 L3–L4 的脊髓凸起
L5	L4–L5	蹰长伸肌	无（胫骨后肌反射）	小腿外侧、足背	蹰长伸肌[+]纤颤或尖波	邻近 L4–L5 的脊髓凸起
S1	L5–S1*	腓骨长短肌	跟腱反射	足外侧	腓骨长、短肌[*]纤颤或尖波	邻近 L5–S1 的脊髓凸起

注：* 最常见的椎间盘突出节段。
[+] 趾长伸肌、趾短伸肌、内侧腘绳肌、臀中肌。
[*] 蹰长屈肌、腓肠肌、外侧腘绳肌、臀大肌。

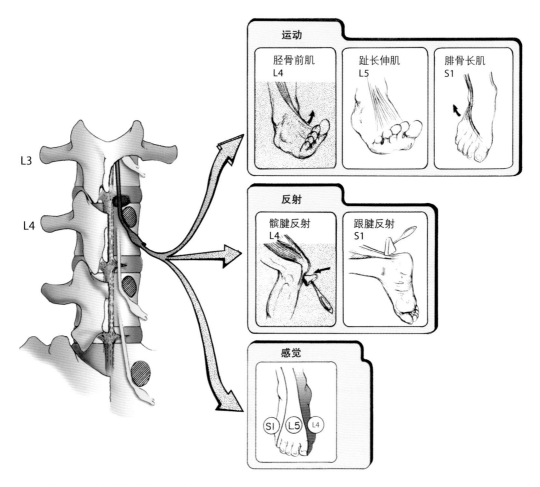

运动

胫骨前肌
L4

趾长伸肌
L5

腓骨长肌
S1

反射

髌腱反射
L4

跟腱反射
S1

感觉

S1　L5　L4

图 2-36　L3-L4 椎间盘突出累及 L4 神经根

治疗的作用），因此神经查体在每次查房时均应重复进行。

　　除非感觉、运动、反射、影像学检查及肌电图等出现明显的阳性变化，不管患者是否要求更改治疗，都应继续治疗。

　　临床检查时如发现腰椎间盘突出导致的神经受累只表现在一两个阳性体征时，需获得足够的证据进一步证明所累及神经节段，如肌电图和 MRI 等方法。当然，医师建立在患者体格检查基础上的临床判断，对于正确的神经受累诊断及合适的治疗仍至关重要。

腰椎峡部裂及腰椎滑脱症

　　腰椎峡部裂指的是腰椎椎体峡部的骨质缺损不连续。椎体峡部位于上下关节突之间，更准确地讲是位于下关节突靠近椎弓根的部位（图 2-40）。腰椎峡部裂会导致受累椎体相对于其下位椎体向前滑动，称为腰椎滑脱症。目前导致腰椎峡部缺损的病理原因尚未明确，多数人认为是由于腰椎峡部在反复应力下导致的骨折造成的。L5-S1 产生滑脱最常见，当累及 L5/S1 神经根时，受 L5

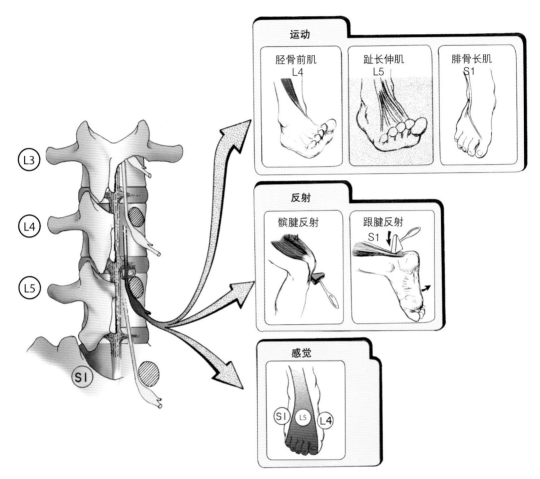

图 2-37　L4-L5 椎间盘突出累及 L5 神经根，L4-L5 椎间盘突出在腰椎中次常见

神经支配的内侧腘绳肌及受 S1 神经支配的外侧腘绳肌可出现痉挛。除非伴有椎间盘突出，患者感觉及反射往往正常。偶尔，退行性关节炎患者即使峡部完整也可能发生滑脱，但较为罕见。

　　腰椎滑脱程度可根据上下椎体间的关系进行分级。上位椎体相对下位椎体向前滑脱小于 25% 为 Ⅰ 度滑脱，25%~50% 为 Ⅱ 度滑脱，50%~75% 为 Ⅲ 度滑脱，大于 75% 为 Ⅳ 度滑脱。L5 椎体的滑脱最常见，其次为 L4 椎体滑脱。

　　患者的疼痛感与滑脱程度无必然联系，所以 Ⅰ 度滑脱患者自觉疼痛程度可能比 Ⅳ 度滑脱患者严重得多（事实上，部分 Ⅳ 度滑脱的患者可能无任何疼痛感）。

　　腰椎滑脱症患者的临床症状加重，往往和与之相关的腰椎间盘突出有关，腰椎滑脱症患者的腰椎间盘突出发病率远远高于普通人群，突出往往发生在病变椎体上方。如 L5 椎体发生滑脱，L4-L5 椎间盘最有可能突出，L5 神经根可受累并出现相应症状，如直腿抬高试验阳性、足背伸无力、足背皮肤感

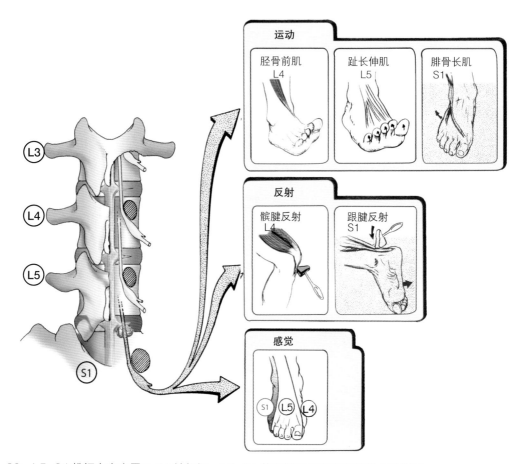

图 2-38   L5-S1 椎间盘突出累及 S1 神经根，L5-S1 节段椎间盘突出在腰椎中最常见

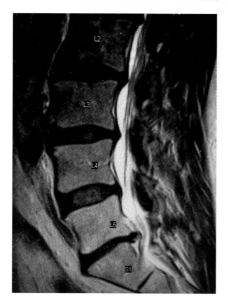

图 2-39   MRI：L5-S1 椎间盘突出

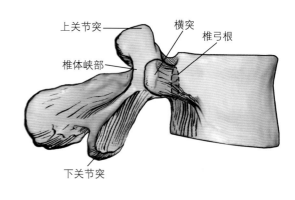

图 2-40   椎体峡部

觉异常等。神经根症状往往因突出椎间盘压迫造成，但也有一小部分由滑脱椎体直接压迫造成。

腰椎峡部裂及腰椎滑脱症是青少年腰背痛的主要原因，患者常主诉疼痛明显，尤其在运动之后。

腰椎滑脱症在 X 线片上有特征性的表现（图 2-41，图 2-42）。

带状疱疹

带状疱疹是一种常累及单侧单一皮肤感觉区域的病毒性疾病。胸神经根受累最为常见。疼痛症状常在皮损发生前出现，沿神经根走行，一般不越过躯干中轴线。受累神经平面可以通过感觉检查及皮肤损伤来判断。

脊髓灰质炎

脊髓灰质炎是一种急性病毒感染性疾病，可导致脊髓运动功能的短暂或永久损害。脊髓灰质炎造成脊髓前角运动细胞被破坏，年轻患者多见，最终可导致运动失能及肌肉萎缩。脊髓灰质炎患者的感觉功能受累少见，反射减弱但通常存在，反射弧往往保持完整，除非所有的脊髓前角运动细胞都被

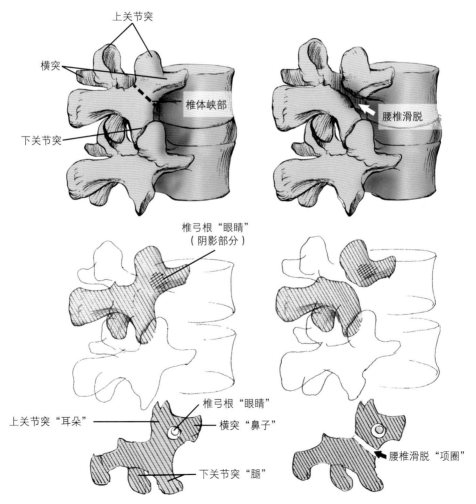

图 2-41　腰椎斜位片示意图：腰椎后部结构看起来像一只"苏格兰狗"，而腰椎峡部裂患者的缺损部位看起来像狗脖子上戴的项圈

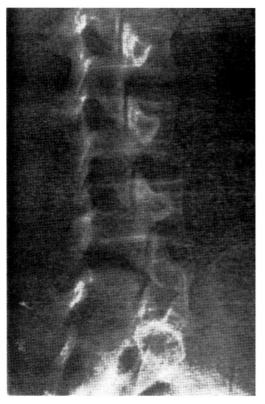

图2-42　腰椎峡部裂

破坏（图2-43）。

　　尽管脊髓灰质炎患者的损伤位于脊髓，但由于病毒主要破坏神经根起始部位的细胞，所以它的临床症状可能和神经根损伤表现类似。根据 W. J. W. Sharrard 的研究，当肌肉出现无力表现时，支配肌肉的脊髓前角细胞至少有 50% 发生损伤。脊髓灰质炎病毒常常节段性侵犯脊髓前角细胞，它不仅侵犯某一部位所有节段，还可以发生跳跃性侵犯，而两者之间的节段完全正常。因此，由多个神经根支配的肌肉出现临床症状的可能性较低。例如，股四头肌由 L2~L4 神经共同支配，除非上述神经根的前角细胞被脊髓灰质炎病毒破坏超过 50%，否则极少发生股四头肌明显肌力减弱。相反，胫骨前肌主要由 L4 神经支配，当 L4 神经的前角运动细胞被破坏超过 50% 时，胫骨前肌就会出现肌力减弱的表现，足下垂相对常见。类似，如 L5 神经的前角运动细胞受到侵犯，臀中肌、内侧腘绳肌及趾长、短伸肌会出现肌力减弱，如 S1 神经的前角运动细胞受到侵犯则会出现臀大肌、外侧腘绳肌、腓肠肌的肌力减弱。

　　通过接种疫苗，脊髓灰质炎已经成为可预防的一类严重疾病。

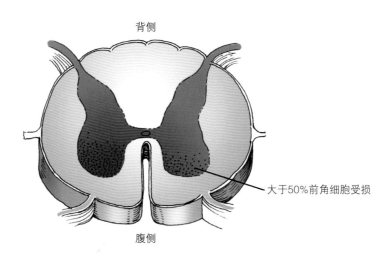

背侧

大于50%前角细胞受损

腹侧

图2-43　前角细胞损伤导致其支配的肌肉肌力减弱

肌肉	神经平面 *	神经
髋屈肌群	L1、2、3	
髋关节内收肌群	L2、3、4	闭孔神经
股四头肌	L2、3、4	股神经
胫骨前肌	L4、5	腓深神经
胫骨后肌	L4、5	胫后神经
臀中肌	L4、5，S1	臀上神经
内侧腘绳肌	L4、5，S1	坐骨神经、胫神经
趾长伸肌	L5，S1	腓深神经
跛长伸肌	L5，S1	腓深神经
腓骨肌	L5，S1、S2	腓浅神经
腓肠肌	L5，S1、S2	胫神经
外侧腘绳肌	L5，S1、S2	坐骨神经、胫神经
臀大肌	L5，S1、S2	臀下神经
跛长屈肌	S1、S2	胫神经
趾长屈肌	S1、S2	胫神经
足内在肌	S2、S3	足底内外侧神经
会阴	S2~S4	

注：* 根据 W. J. Sharrard 的研究。
　　_主要神经平面。

第二部分

脊髓外伤的神经平面定位

　　在急性创伤导致四肢瘫痪或截瘫的病例中，早期诊断神经损伤平面和预测功能恢复程度仍是急性脊髓损伤治疗中面临的两大重要问题。在现代社会，导致脊髓损伤的因素（如战争、车祸、工伤及竞技体育等）随处可见，因此迫切需要一个简明的早期神经损伤检查指南。任何影响脊柱或脊髓功能的创伤必须被早期诊断并迅速准确处理。脊髓损伤治疗的首要原则是立即保护受伤的脊髓，而不管是否得到及时检查。如果没有及时有效保护受伤脊髓，不完全性脊髓损伤将可能转变成完全性脊髓损伤，部分损伤的神经根也许将永远丧失其功能。

　　脊髓损伤可能发生在任何平面。各个平面的损伤会产生相应的症状：颈髓损伤会导致死亡或四肢瘫痪，胸部脊髓损伤会导致痉挛性截瘫，而腰部脊髓损伤（包括马尾损伤）会导致不同程度的下肢弛缓性瘫痪。下面的内容将讨论上述三部分脊髓损伤的处理和及时有效的神经损伤平面准确定位方法。

第三章

颈髓损伤：四肢瘫

四肢瘫是指累及双侧上下肢的瘫痪。四肢瘫通常由颈椎损伤引起。

一项针对四肢瘫的分析指出，明确神经受累的节段和评估损伤程度（完全性或不完全性）是其首要关注点。只有了解清楚这两个因素后，才能预测患者神经功能恢复情况，以及制订相应的治疗和康复计划。脊髓功能的恢复速度越快，恢复的程度越理想；反之，恢复速度越慢，恢复的程度越差。上述经验法可以方便快速地预测四肢瘫患者未来下床活动和膀胱直肠功能的恢复程度。患者在发病初期可能处在脊髓休克阶段（神经功能联系失能），之后可能逐渐恢复一些神经功能，所以在伤后 48 小时内，每 2~4 小时应该进行一次全面的神经系统查体，这样有助于评估预后。每次查体必须测试肌肉运动功能、感觉功能和反射功能，以全面评估脊髓功能恢复的可能性。

各个平面四肢瘫的表现：C3~T1

颈髓完全横贯损伤会导致双下肢的完全性瘫痪，但上肢的瘫痪程度由受损神经节段决定。虽然一些颈髓损伤实际上是不完全性的，所以损伤部位以下有部分功能保留，但由于本章关注的是确定神经损伤节段，所以这里仅讨论完全性脊髓损伤的表现。

脊髓休克和相应的肌无力症状通常在受伤后 24 小时到 3 个月之间消失。之后肌肉痉挛和阵挛开始发作，并愈加剧烈，同时出现深反射，如腱反射亢进和病理反射。

C3 神经平面（C3 完整）

C3 神经平面四肢瘫是指 C3 神经根完好，但 C4 神经根损伤。C3 神经平面相当于 C3~C4 椎体平面（图 3-1）。

运动

患者上肢无任何运动功能，表现出完全四肢瘫痪。肌肉因去神经支配和脊髓休克而弛缓。随着脊髓休克的缓解，肌肉会出现不同程度的痉挛。由于膈肌运动主要由 C4 支配，患者无法自主呼吸，必须由呼吸机支持，不然将窒息死亡。有时初期表现为 C3 平面截瘫的患者，随着 C4 神经平面脊髓功能的逐渐好转可恢复部分膈肌功能。

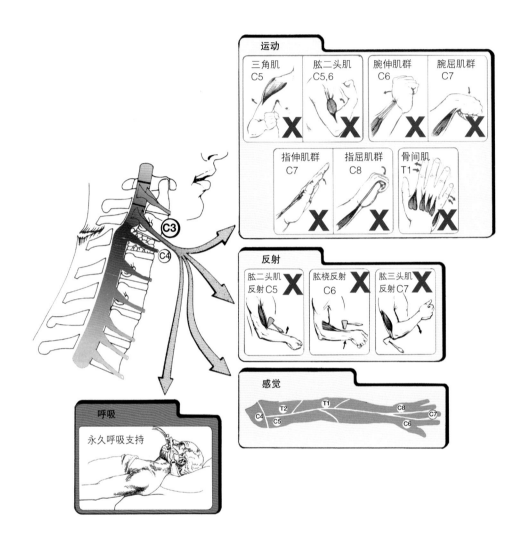

C3–C4 椎体平面，C3 神经平面

运动

| 三角肌 C5 | 肱二头肌 C5,6 | 腕伸肌群 C6 | 腕屈肌群 C7 |

指伸肌群 C7　指屈肌群 C8　骨间肌 T1

反射

肱二头肌反射 C5　肱桡反射 C6　肱三头肌反射 C7

感觉

呼吸

永久呼吸支持

图 3-1　四肢瘫：C3 神经平面

感觉

上肢及乳头平面向上 3 英寸（约 7.5cm）的前胸壁平面以下无感觉。

反射

脊髓休克时，所有深反射如腱反射等消失。随着脊髓休克的好转，腱反射逐渐活跃甚至亢进，病理反射可为阳性。

C4 神经平面（C4 完整）

C4 颈神经节段完好，损伤位于第 4 到第 5 颈椎椎体（图 3-2）。

运动

患者丧失上肢肌肉的运动功能。因为 C4 节段完好，所以患者可以自主呼吸和耸肩。但肋间肌和腹肌的功能丧失导致患者呼

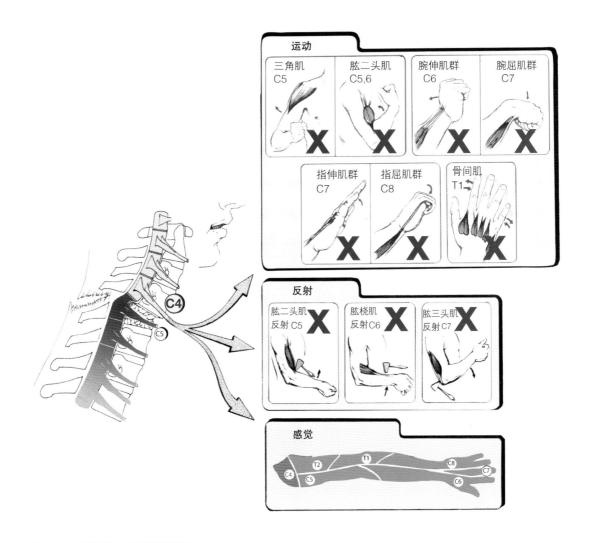

图 3-2　四肢瘫：C4 神经平面

吸功能低下，仅能维持基本生理需求。

感觉

前胸壁感觉存在，但上肢感觉消失。

反射

最初所有深反射如腱反射消失，但随着脊髓休克的好转可出现症状缓解。

C5 神经平面（C5 完整）

该平面的损伤 C5 神经完整。C5 是从上向下第一个加入臂丛神经的脊髓神经，所以上肢会有部分功能保留（图 3-3）。

运动

三角肌和部分肱二头肌保留功能。患者可完成肩关节外展、屈曲和伸展动作，以及

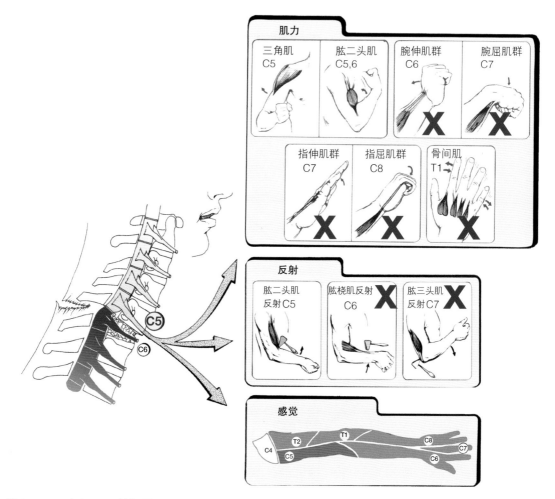

C5–C6 椎体平面，C5 神经平面

图 3-3 四肢瘫：C5 神经平面

部分肘关节屈曲动作。但由于这些肌肉常同时受 C6 神经根支配，运动会有所减弱。患者无法自主推动轮椅，且呼吸储备较低。

感觉

前胸壁的上部，以及肩部和上臂的外侧感觉正常。

反射

肱二头肌反射主要由 C5 支配，所以该反射表现为正常或轻微减弱。随着脊髓休克的好转，以及 C6 的部分恢复，该反射将逐渐活跃。

C6 神经平面（C6 完整）

C6–C7 椎体平面受累（图 3-4）。

运动

由于 C5、C6 完整，因此肱二头肌及肩袖肌群保留功能。尽管尺侧腕伸肌功能消

C6-C7 椎体平面，C6 神经平面

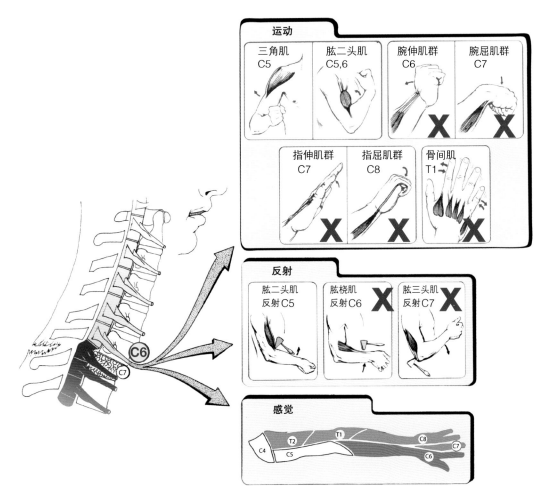

图 3-4 四肢瘫：C6 神经平面

失（C7 支配），由于桡侧腕长、短伸肌均由 C6 支配，腕伸肌群仍为保留功能的最远端肌群。患者能保留肩关节的大部分功能，肘关节可完全屈曲，前臂可完全旋后和部分旋前，以及腕关节部分伸展。腕伸肌肌力接近正常，这是因为伸腕主要是由桡侧腕长、短伸肌完成。

患者的呼吸储备仍然较低，患者无法脱离轮椅，但能推动轮椅在平整的地面活动。

感觉

整个上肢外侧、拇指、示指及中指的桡侧半感觉正常。

反射

肱二头肌反射及肱桡肌反射正常。

C7 神经平面（C7 完整）

受累的椎体平面为 C7-T1（图 3-5）。

C7–T1 椎体平面，C8 神经平面

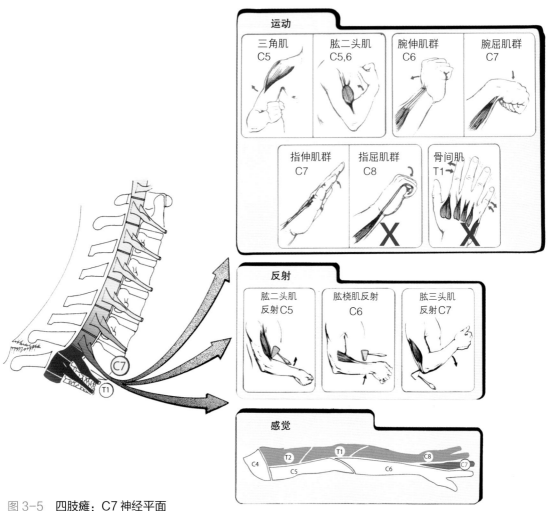

图 3-5 四肢瘫：C7 神经平面

运动

由于 C7 神经根完好，肱三头肌、屈腕肌及指长伸肌功能正常。患者可以握持，但握力非常弱。尽管患者无法脱离轮椅，但能尝试依靠佩戴支具及手扶双杠进行离床功能训练。

感觉

C7 没有单一的上肢感觉分布区域，因此并没有特异性的 C7 神经感觉支配区。

反射

肱二头肌反射（C5）、肱桡肌反射（C6）和肱三头肌反射（C7）都正常。

C8 神经 平面（C8 完整）

T1–T2 椎体平面受累（图 3-6）。

运动

除了手内在肌，上肢其余肌肉功能均正常，即除了手指的内收、外展和拇指与示指、中

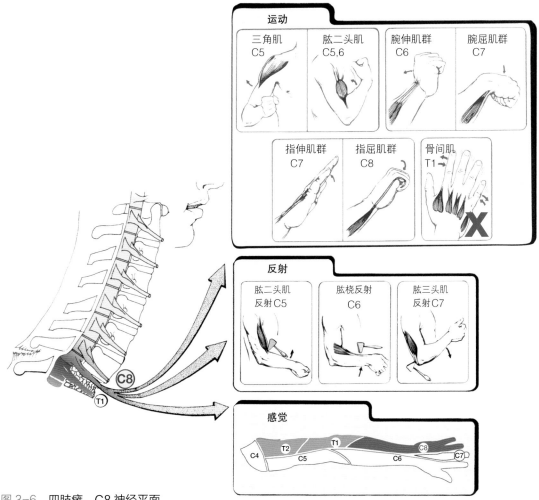

图 3-6　四肢瘫：C8 神经平面

指的对掌功能以外的上肢功能均正常。由于手内在肌萎缩或爪型手，手的握持能力很差。

感觉

上肢的外侧及整只手的感觉均正常，肘关节以下数英寸（约 10cm）的前臂内侧感觉正常。

反射

所有上肢反射均正常。

T1 神经平面（T1 完整）

T2–T3 椎体平面受累。

运动

T1 神经平面受累可导致截瘫。上肢功能正常。臂丛神经（C5~T1）支配区功能完好，根据该平面的脊髓损伤程度，下肢表现为不完全性或完全性瘫痪。患者可以在支具的帮助下以多种方式行走，但轮椅仍是最实用的移动方式。T1 神经平面截瘫患者可以借助拐杖和支具拖动下肢行走，但无法不借助外力站立。由于丧失躯干稳定能力，且下地活动消耗能量极大，因此，患者无法进行功能性步行，但可以作为一种功能训练手段。

感觉

整个上肢及前胸壁（下至乳头水平）感觉均正常。

反射

上肢反射正常。

上运动神经元反射

四肢瘫会出现上下肢的病理反射阳性。若上肢霍夫曼（Hoffmann）征阳性，预示着上运动神经元损伤。

进行霍夫曼征试验时，应弹刮患者中指的指甲。正常时没有反应，阳性体征包括拇指末节指骨及其余手指中、远节指骨屈曲（图 3-7）。

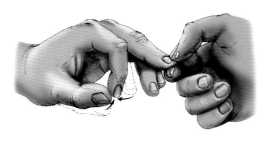

图 3-7　Hoffmann 征阳性。提示上运动神经元损伤

临床应用

颈椎骨折和脱位

颈椎损伤是造成四肢瘫最主要的原因。损伤类型主要包括屈曲损伤（压缩性骨折）、过伸性损伤，以及屈曲-旋转损伤（颈椎关节突关节脱位）。

有时候颈椎神经损伤的平面与骨折脱位的平面并不相对应。比如第 5 和第 6 颈椎骨折脱位时，C6 神经平面的功能可能仍然正常。因此，应该对每位患者进行个体化检查。

C1 骨折

C1 骨折或称 Jefferson 骨折（寰椎前后弓骨折），是 C1 环的爆裂性骨折，通常不会对颈髓造成压迫。患者通常是高处坠落伤并且头部着地。如果患者能够生还，则通常没有永久的神经损伤表现（图 3-8，图 3-9）。

C2 骨折

C2 骨折或称 Hangman 骨折（枢椎椎弓骨折），是一种爆裂性骨折，造成 C2 椎体与后部结构的分离，不会压迫脊髓。如果患者能够生还，通常只有一过性神经损伤出现（图 3-10，图 3-11）。

齿突骨折

齿突底部骨折通常是由外伤引起。大部分患者能够生还，可能会有一过性神经症状，但症状不存在明确的神经节段分布。尽

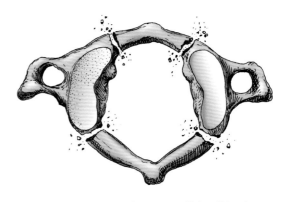

图 3-8　Jefferson 骨折，C1 环的爆裂性骨折

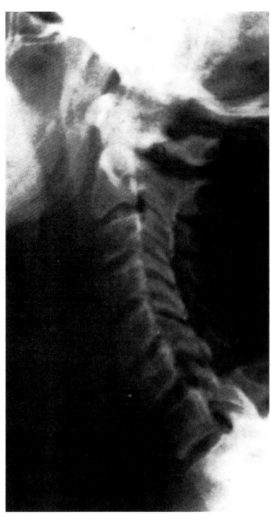

图 3-9　Jefferson 骨折

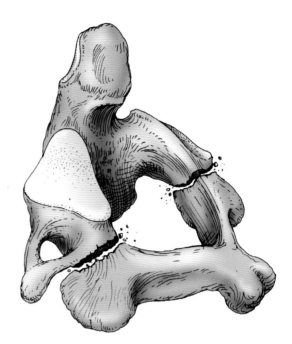

图 3-10　Hangman 骨折。造成 C2 椎体与后方结构分离

管上一颈椎的椎管通常有足够的空间允许齿突的部分移位，但偶尔足够大的外伤暴力也会导致患者死亡（图 3-12, 3-13）。

C3~C7 骨折

压缩性骨折通常是由颈椎过度屈曲位的外伤引起，损伤时，垂直方向的暴力会引起椎体终板的破裂及椎体的粉碎性骨折。这种爆裂性骨折可能同时发生在颈椎及腰椎，可能同时累及神经根及脊髓（图 3-14）。颈椎最常见的骨折类型是 C5 的压缩性骨折，这

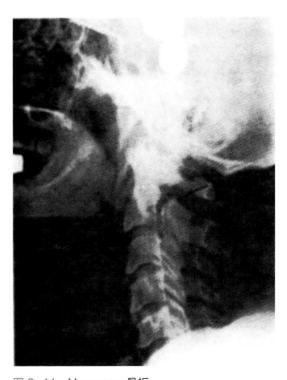

图 3-11　Hangman 骨折

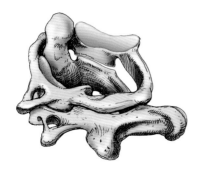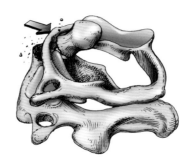

图 3-12   齿突骨折

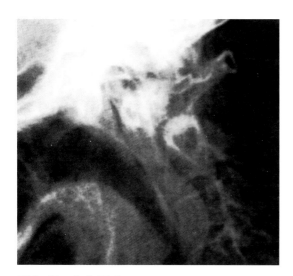

图 3-13   齿突骨折

类骨折可能累及大部分臂丛神经，并可能引起四肢瘫痪。压缩性骨折很容易通过 X 线片进行诊断（图 3-15 ）。

颈椎过伸性损伤是由过伸暴力引起，常见于汽车追尾事件。与压缩性损伤通常引起椎体骨折不同的是，过伸性损伤本质上主要是软组织的损伤，如前纵韧带的断裂和脊髓的损伤，因此在 X 线片上这类损伤并不明显（图 3-16 ）。

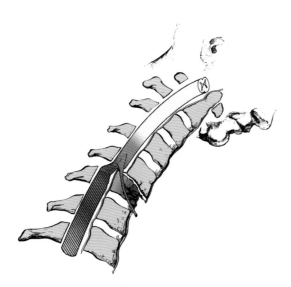

图 3-14   颈椎压缩性骨折。由过度屈曲暴力引起

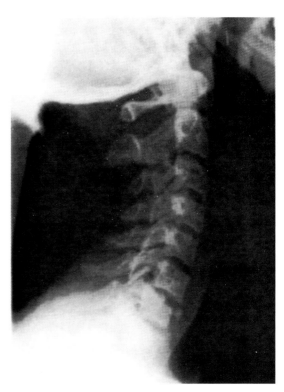

图 3-15   颈椎压缩性骨折

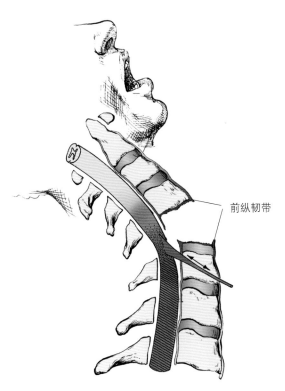

图 3-16　颈椎过伸性损伤

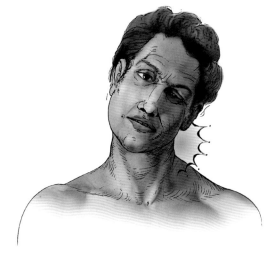

图 3-17　关节突关节脱位引起的疼痛

颈椎关节突关节脱位是一种屈曲–旋转损伤，常伴随神经功能损伤。单侧颈椎关节突关节脱位会引起颈椎椎管及椎间孔的部分狭窄。由于单侧颈椎关节突关节脱位通常只会引起滑移小于 50% 的椎体滑脱，而由此导致的椎管狭窄往往不足以影响脊髓，因此大概 75% 的患者没有神经系统受累（图3-17~3-20）。

双侧颈椎关节突关节脱位通常会引起滑移超过 50% 以上的椎体滑脱，这类损伤引起的椎管狭窄会比单侧脱位严重得多。由于脱位的程度加重，大约 85% 的患者会有神经功能障碍。由于颈椎的稳定性主要依赖于椎体四周的韧带结构，因此双侧颈椎关节突关节脱位会严重破坏韧带结构，而撕裂的韧带即使愈合后其强度也难以维持颈椎的稳定

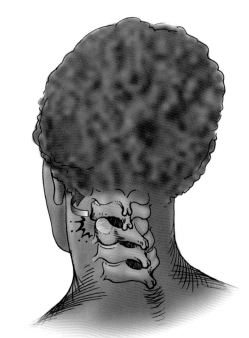

图 3-18　单侧关节突关节脱位（引自 Hoppenfeld, s.:*Physical Examination of the Spine and Extremities* Horwalk,CT. Appleton-Century-Crofts,1976）

性，如果不进行合理的治疗，任何可能的意外均有造成继发性损伤的风险。双侧颈椎关节突关节脱位可以发生在任何节段，但最常见的节段是活动度最大的 C5–C6（除了特化的 C1–C2 关节外）（图 3-21, 图 3-22）。

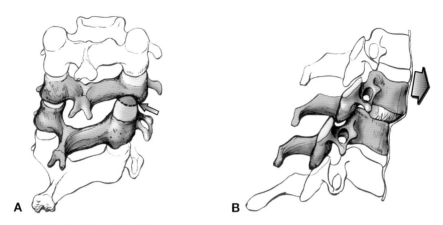

图 3-19　A,B 单侧颈椎关节突关节脱位通常引起滑移小于 50% 的椎体滑脱

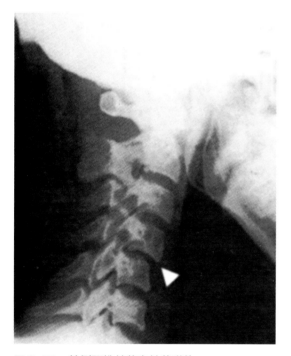

图 3-20　单侧颈椎关节突关节脱位

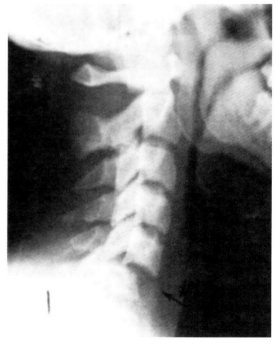

图 3-22　双侧颈椎关节突关节脱位。椎体Ⅲ度滑脱

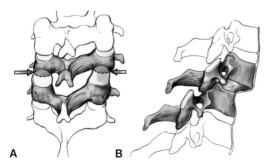

图 3-21　A，B 双侧颈椎关节突关节脱位通常会引起滑移超过 50% 以上的椎体滑脱

日常活动

呼吸

　　根据以上对神经损伤的描述，显然除非进行永久性的呼吸支持，C3 及 C3 以上神经平面完全横贯性损伤的患者很难存活。而 C4-C5 神经平面损伤的患者自主呼吸的能力

也较弱，轻微的肺部疾病就可能致命。

轮椅

C6 是保留上肢神经支配的最高平面，患者可以独立操控轮椅。然而 C6 损伤的患者，由于肱三头肌功能缺失，独立上下轮椅仍然非常困难。患者需要有力的肱三头肌帮助抬起身体进行转移。

拐杖

C8 神经平面及以上完全脊髓损伤会引起手内在肌的无力，这部分患者无法握持并使用拐杖。由于能量消耗比正常状态下的行走高 2~4 倍，以及呼吸储备降低，因此脊髓完全损伤患者依靠拐杖进行功能性行走非常困难。患者尝试利用支具或其他支持设备行走同样非常困难。

要注意以上的描述均为完全性脊髓损伤的表现，脊髓不完全性损伤的患者功能障碍差异性较大，需要进行个体化评估（图 3-23）。

颈椎间盘突出

颈椎间盘突出通常会造成神经根受累，颈部椎管有足够的空间容纳突出的椎间盘而不造成明显脊髓损伤，因此四肢瘫极少发生。然而，有些巨大的中央型椎间盘突出还是可能引起轻微的脊髓损伤（上运动神经元损伤）。这类损伤通常首先表现为下肢的位置觉和振动觉减退。在更严重的病例，也可能引起肌力减弱和深屈肌腱反射亢进，以及早期的膀胱症状。

颈椎肿瘤

颈髓肿瘤是一种占位性病变。它们可能引起颈部局部疼痛，也可放射至四肢。颈髓肿瘤的解剖部位通常可以通过神经体格检查来确定。比如累及 C6–C7 神经平面的颈髓肿瘤可能引起中指麻木、肱三头肌反射消失，以及指伸肌群和腕屈肌群肌力减弱。颈髓的原发性肿瘤很少表现出明确的神经平面受累。

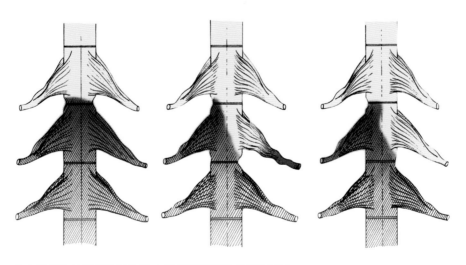

图 3-23　完全性损伤的结果取决于特定神经平面损伤的解剖形态

颈椎的转移性肿瘤并不罕见。原发性乳腺癌及肺癌常常转移至脊柱。随着骨质破坏，椎体塌陷及成角畸形，可导致四肢瘫。受累程度通常与 X 线片表现相关。

脊柱结核

脊柱结核造成的骨质破坏会导致驼背畸形。脊柱的成角畸形可能最终造成脊髓压迫及四肢瘫，但这一过程的发生较创伤慢得多。通过手术减压及抗结核治疗后神经损伤症状通常能够缓解。

横贯性脊髓炎

横贯性脊髓炎指的是一种炎症过程，在此过程中，脊髓病变横贯脊髓，纵向分布通常局限于一个或最多数个脊髓节段。当病变向近端蔓延时，则会发生上行性脊髓炎。

横贯性脊髓炎可能在接种疫苗、感染或者创伤后自发而迅速地发生。尽管有病变节段以下的感觉及运动功能障碍，但完全性瘫痪很少见。起初表现为松弛性瘫痪，但很快会转变成痉挛性瘫痪。

受累的神经平面能够通过运动、感觉和反射的神经检查确定，感觉缺失的最高平面通常与脊髓损伤平面相对应。

第四章

T1 以下脊髓损伤及马尾神经损伤

截瘫

截瘫是下肢和身体下部的完全或部分瘫痪。脊椎的创伤性损伤是最常见原因，但也可能来自各种疾病，如横贯性脊髓炎、脊髓囊性病变、脊柱结核（Pott 截瘫，由结核病引起），以及许多其他疾病。它很少发生在外科矫正手术中，如脊柱侧凸手术中脊髓血液供应的适当减少，以及胸椎间盘突出的切除术。

马尾包括第 1 腰椎以下所有脊神经根。马尾（cauda equina）是一个描述性的拉丁术语，因为其神经束形状类似于马的尾巴。马尾神经损伤很少会导致下肢完全瘫痪。

虽然以下内容均假定损伤为完全性损伤，但马尾神经损伤多为不完全性损伤，而且每位患者的损伤程度存在较大差异，所以每位马尾神经损伤的患者均需进行仔细的神经功能评估。

T1~T12 神经平面

受累程度可以通过肌肉检查和感觉检查来确定，后者更容易、更准确。

肌肉功能

肋间肌、腹肌和椎旁肌均由节段神经支配的。肋间肌随呼吸而运动，表明该节段神经功能完整，反之则为损伤。腹肌和椎旁肌由 T7~T12（L1）神经节段支配，评估方法同上。检查时，嘱患者半卧位并触诊其腹壁。患者坐位时，观察脐是否偏向腹壁四个象限中的哪一象限，脐偏向某一象限表明对侧肌肉松弛无力（比弗征，图 2-1）。需注意，脐是 T10 和 T11 分界线，该检查不适用于胸椎急性损伤或脊柱不稳定的患者。

感觉

感觉神经支配范围如图 4-1 所示。标记感觉带的特殊体表标志如下。

1. 乳头连线——T4
2. 剑突——T7
3. 脐——T10
4. 腹股沟——T12

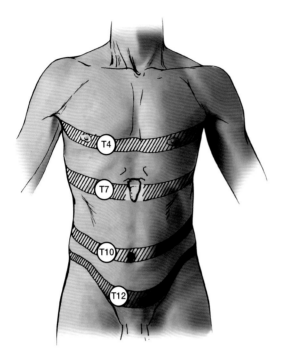

图4-1   躯干皮肤感觉神经支配

L1神经平面（L1完整）

肌肉功能

除部分髂腰肌（T12、L1~L3）受神经支配造成髋部屈曲外，下肢完全瘫痪（图4-2）。

感觉

在L1感觉带以下没有感觉，感觉带位于大腿前部近1/3处。

反射

当脊髓休克时，膝跳反射和跟腱反射消失。当脊髓休克消失时，反射会亢进。

膀胱及直肠功能

膀胱（S2~S4）功能消失，患者排尿不畅。肛门最初是松弛的，肛门浅表反射（S2~S4）消失。当脊髓休克消失后，肛门括约肌收缩，肛门反射变得亢进。

L2神经平面（L2完整）

肌肉功能

因为髂腰肌的神经支配基本完整，髋屈肌的肌力良好。髋内收肌群（L2~L4）的部分支配神经受累，表现出肌力减弱。虽然支配股四头肌（L2~L4）的部分神经受累，但临床上肌力减弱不明显。下肢其他的肌肉因神经支配缺失，导致髂腰肌和髋内收肌群无其他肌力拮抗，而髋关节出现屈曲和轻微的内收畸形。

感觉

L2感觉带在大腿下的2/3结束，L2感觉带以下感觉缺失。

反射

膝跳反射受L2~L4神经支配，但L2参与较少。

膀胱及直肠功能

无自主控制。

L3神经平面（L3完整）

肌肉功能

除了髂腰肌和髋内收肌群肌力基本正常外，股四头肌（L2~L4）肌力虽然稍微减弱，但仍然保留较强的力量。其他拮抗肌群无功能，因此，髋关节趋于屈曲、内收、外旋，而膝关节保持伸展。

L1 神经平面（完整）

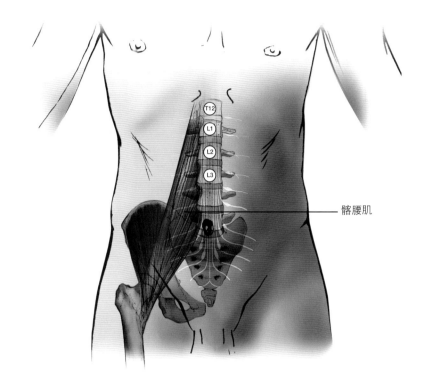

图 4-2　髂腰肌神经支配（T12~L3）

感觉

膝关节以上感觉正常（L3 感觉带）。

反射

膝跳反射（L2~L4）存在，但降低。跟腱反射缺失。

膀胱及直肠功能

无自主控制。

L4 神经平面（L4 完整）

肌肉功能

髋关节和膝关节的肌肉功能与 L3 神经平面损伤相同，但股四头肌功能正常。膝关节以下唯一有功能的肌肉是胫骨前肌（L4），导致足背伸和内翻。

感觉

除了整个大腿有感觉外，胫骨和足部的内侧也有感觉。

反射

膝跳反射（主要是 L4）正常；跟腱反射（S1）仍然缺失。

膀胱及直肠功能

均无自主控制。

L5 神经平面（L5 完整）

肌肉功能

由于臀大肌功能缺失，髋关节仍有屈曲畸形。臀大肌的神经支配来源于 L5、S1 和 S2。臀中肌（L1~S1）具有部分功能，可以对抗内收肌的作用。股四头肌肌力正常。膝屈肌群及内侧腘绳肌（L5）有部分功能，而外侧腘绳肌（S1）功能丧失。

足背伸肌群和内翻肌群功能正常。跖屈肌群和外翻肌群功能仍然缺失，足常出现背伸畸形。

感觉

足外侧面和足底表面感觉缺失，其余下肢的感觉正常。

反射

膝跳反射正常。跟腱反射仍然缺失。

膀胱及直肠功能

均无自主控制。

S1 神经平面（S1 完整）

肌肉功能

除臀大肌肌力稍减弱外，其余臀部肌肉肌力正常。膝关节肌力正常。比目鱼肌和腓肠肌（S1、S2）肌力减弱，足趾因内在肌无力而出现屈曲（S2、S3）。

感觉

下肢感觉正常。肛周麻痹。

反射

膝跳反射正常。因为 S2 参与跟腱反射较少，所以跟腱反射正常。

膀胱及直肠功能

均无自主控制。

上运动神经元反射

病理反射

截瘫时下肢可引出病理反射。巴宾斯基（Babinski）征和奥本海姆（Oppenheim）征是提示上运动神经元损伤的两大病理反射。

巴宾斯基征：是指使用锐器从足底跟骨沿足底外侧向前足滑动而引起的足底反应。正常阴性反应为足趾跖屈，阳性反应为姆趾背伸，余趾呈扇形散开（图 4-3）。巴宾斯基征阳性表明上运动神经元受损（皮质脊髓束受累）。评估损伤节段必须结合其余神经系统检查结果。婴幼儿巴宾斯基征阳性是正常反射而非病理征，但该反射一般应在出生后 12~18 月龄消失。

奥本海姆征：用手指沿胫骨嵴滑动可引出奥本海姆征。正常情况，应该是无反应

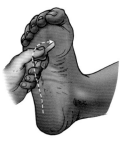
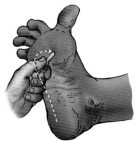

图 4-3　巴宾斯基征

或患者主诉疼痛。阳性反应与巴宾斯基征相同，踇趾背伸，余趾散开（图4-4）。但是，奥本海姆征不如巴宾斯基征准确，只能用于协助确认巴宾斯基征阳性。

正常浅反射

　　提睾反射：提睾反射消失可见于反射弧损伤或上运动神经元损伤疾病。提睾反射消失，同时病理反射（巴宾斯基征或奥本海姆征）阳性则支持上运动神经元损伤的诊断。

　　用叩诊锤尖端轻划大腿上部内侧可引出提睾反射。如反射存在，阴囊随同侧提睾肌（T12）收缩而上提，一侧反射消失表明同侧L1和L2之间下运动神经元可能存在损伤（图4-5）。

临床应用

脊髓损伤的进一步评估

完全性或不完全性损伤

　　脊髓功能能否完全恢复或部分恢复，取决于损伤是完全性损伤还是不完全性损伤，脊髓是完全断裂还是部分断裂或挫伤。受伤后24小时内功能未恢复的损伤为完全性损伤，脊髓功能将无法恢复，需进行系统的神经检查明确该诊断。相反，如部分脊髓功能在初期恢复，损伤多为不完全性损伤，更多的脊髓功能将逐渐恢复。单一平面功能恢复只能说明神经根部分损伤或挫伤，多平面功能恢复才能支持不完全性损伤的诊断，而且单一平面的恢复无法判断受损平面以下是完全性还是不完全性损伤。因此，单一神经根功能恢复被认为是神经根损伤（而非脊髓损

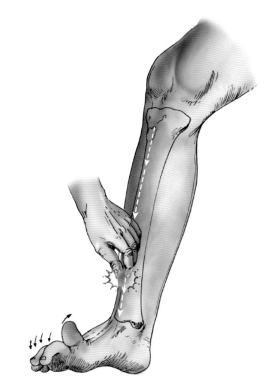

图4-4　奥本海姆征

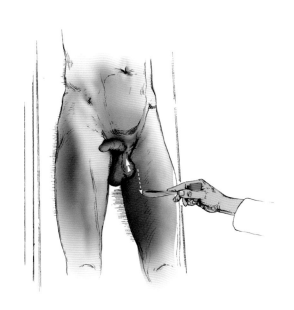

图4-5　提睾反射（引自Hoppenfeld, S.: *Physical Examination of the Spine and Extremities* Norwalk, CT: Appleton-Century-Crofts, 1976）

伤）。该类损伤的肌力可在损伤后任何时候恢复，而且受伤6个月后神经根恢复良好。

鞍区回避

脊髓功能恢复最好指标是鞍区回避。因为骶神经在脊髓的最边缘，脊髓损伤时骶神经多完整或只是部分受损。因此，鞍区回避是不完全性脊髓损伤的证据之一，运动、膀胱、直肠功能完全或部分恢复的概率均显著增加。

鞍区回避可通过运动、感觉和反射三方面评估。

1. 踇趾屈曲肌肉检查（S1支配）

2. 肛周感觉检查（S2~S4）

3. 肛门括约肌反射试验（S2~S4）

因膀胱和直肠功能由骶神经（S2~S4）支配，以上三项检查可有效评估鞍区回避程度和膀胱、直肠功能恢复的可能性（图4-6）。

肌肉松弛和痉挛

当脊髓受到引起四肢瘫或截瘫的损伤后，立即出现脊髓休克并导致损伤平面以下的反射消失。脊髓休克的直接后果是损伤节段及以下所有肌肉松弛和膀胱肌无力。脊髓

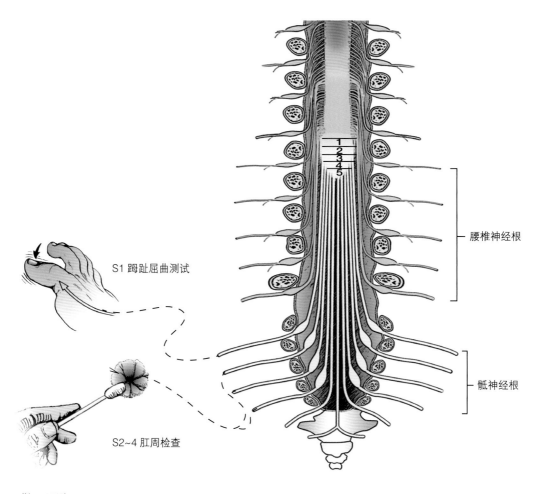

S1 踇趾屈曲测试

S2~4 肛周检查

腰椎神经根

骶神经根

图 4-6　鞍区回避

休克在伤后 24 小时至 3 个月内消失，痉挛可能取代部分或全部肌肉松弛。痉挛的原因是肌肉的反射弧解剖结构完整，但皮质脊髓束损伤而失去大脑的支配或控制。脊髓休克时反射弧失去功能，脊髓功能恢复时反射弧功能恢复正常，但失去了大脑的抑制及调控，导致局部肌肉痉挛和抽搐。脊髓休克时，深反射消失，休克结束后反射转为亢进。这种痉挛可能有助于功能恢复，例如帮助排空膀胱和肠道。

行走功能预后

任一平面的完全性胸髓损伤均可引起下肢瘫痪。因胸髓并不是单独支配四肢某一部分，完全性损伤均导致患者截瘫。损伤平面的明确主要根据对躯干感觉平面的评估，部分根据对腹肌运动功能的评估。因腹肌和竖脊肌对患者后期康复的坐、立、行非常重要，因此预测患者预后时需再评估上述平面神经支配的肌肉的功能。

T1~T8：一般情况下，损伤在 T1~T8 之间的截瘫患者，可以独立完成所有在轮椅上的活动。而对于损伤在 T1~T4 之间的患者来说，更复杂的动作，如从地板上爬起、操控轮椅越过障碍等，则比较困难。

T6：此节段损伤的截瘫患者上肢及胸部肌肉功能完整，可通过肩带保持稳定。

T9~T12：此节段损伤的截瘫患者可以通过长腿支具和拐杖独立行走。

L1~L3：此节段损伤的截瘫患者，骨盆稳定，可以通过长腿支具和前臂拐杖行走。

L4~S2：此节段损伤的截瘫患者可以不依靠轮椅，而使用短腿支具和前臂拐杖独立活动。患者对所有活动都可以完全独立完成。

T1~L1：任一节段损伤均可导致截瘫，但最常见的损伤部位为 T12–L1。T12–L1 的关节突关节本质上与腰椎关节突关节相同，关节面朝向外侧，其余胸椎的关节突关节关节面则呈垂直（图 4-7）。因而，相比胸椎关节突关节在冠状面的夹角，T12–L1 的关节突关节在矢状面的夹角使得胸腰段有更大的屈曲活动范围。其余胸椎的活动被肋骨进一步限制。因此，T12–L1 应力集中，并导致该节段骨折甚至截瘫的概率增加（图 4-15）。

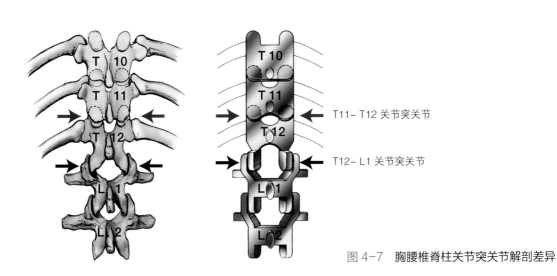

图 4-7　胸腰椎脊柱关节突关节解剖差异

需注意，由于该节段的椎管内空间狭窄，任何椎体脱位都可导致脊髓受压引起神经症状。过度的屈曲和旋转也是胸椎骨折脱位的原因，通常也会导致截瘫。

膀胱和直肠功能预后

恢复膀胱、直肠的有效功能，无需留置导尿对于四肢瘫和截瘫患者至关重要。

定期导尿排空膀胱的操作容易引起反复尿路感染及持续的自主神经反射异常（膀胱充盈及其他外周刺激引起），后者将引起阵发性高血压、心动过缓和非体温调节性出汗。评估鞍区回避有助于判断膀胱和肠道功能恢复的概率。通常，如果膀胱的支配神经和功能保持完整，其膀胱排空功能会迅速恢复正常。如神经功能部分受损，剩余的神经功能也可通过训练相对快速地恢复。

不完全性损伤：不完全性脊髓损伤能以各种方式影响膀胱和肠道功能。如踇趾自主屈曲，肛周感觉存在，肛门括约肌能自主收缩，支配膀胱和肠道的骶神经未受损伤，膀胱和肠道功能通常在数天内自行恢复（图4-6）。

如肛周感觉存在，肛门括约肌无自主收缩，则骶段神经可能有部分损伤（部分鞍区回避），膀胱和肠道功能只能部分恢复。

完全性损伤：脊髓完全性损伤因无鞍区回避，膀胱和直肠功能受影响很大。首先，踇趾无法屈曲、肛周感觉消失、肛门括约肌无自主收缩，说明膀胱和直肠主要功能将不可恢复。其次，肛周括约肌反射（肛门反射）和球海绵体反射（挤压阴茎龟头引起肛门收缩）（图4-8）存在，表明膀胱和肠道的反射神经支配是完整的。膀胱

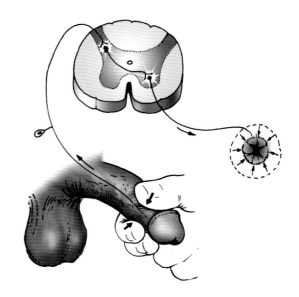

图4-8   球海绵体反射

可通过反射收缩，肠道也可由于粪便或甘油灌肠剂的刺激而排空。

脊髓休克初期所有的反射均消失的情况极少见，但将导致膀胱弛缓、便秘和肠梗阻。弛缓期，膀胱无法因反射而收缩，所以必须导尿或按压下腹部使膀胱排空，患者常需要灌肠通便，如便秘则需人工通便。弛缓期之后，膀胱反射功能逐渐恢复，患者也可通过训练反射功能来排空膀胱。

胸椎间盘突出症

胸椎与肋骨和胸骨连接，这种解剖优势为胸椎提供了额外的稳定性，减少胸椎活动范围，降低了胸椎间盘突出和骨折乃至随之产生神经症状的概率。因此，与颈椎和腰椎相比，胸椎间盘突出相对罕见。

胸椎间盘突出通常导致脊髓受累，而颈、腰椎间盘突出多为神经根受累。因胸椎管内剩余空间狭窄，较小的椎间盘突出即可导致严重的神经症状（图4-9）。与颈椎和腰

椎相比，胸椎间盘突出症的诊断更为困难。虽然肌力、感觉、反射以及膀胱和肠道功能评估有助于受累平面的确定，但磁共振成像（MRI）是明确诊断的基础。需注意，胸椎间盘突出偶可导致截瘫。

运动

运动能力受损，但不是以肌节或神经根损伤的形式出现。近端和远端的肌群肌力均减弱，下肢肌力减弱可以是单侧或双侧。下腹部肌肉肌力明显减弱，并可通过比弗征进行评估。肌力减弱程度可以是轻度瘫痪至完全截瘫。因上运动神经元损伤，大多数患者肌张力增加。

感觉

感觉检查可以确定损伤平面。通常，感觉检查平面比 MRI 检查的骨性平面低 1~2 个节段。

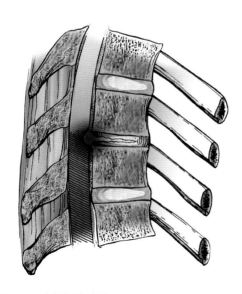

图 4-9　**胸椎间盘突出**

反射

深腱反射：膝跳反射和跟腱反射增强，活跃或亢进。

浅反射：腹壁反射和提睾反射消失。

病理反射：巴宾斯基征和奥本海姆征通常阳性（图 4-3 和 4-4）。

膀胱和直肠功能

大多数胸椎间盘突出症患者没有膀胱或肠道症状。有时，患者可能会出现尿潴留。

以上讨论表明，症状的变化取决于椎间盘突出的程度。这些变化本身亦是诊断的线索。

脊柱稳定性评估以预防损伤加重

为保护脊髓，脊柱损伤后明确脊柱稳定与否至关重要。如果损伤为不稳定，则必须马上固定，防止脊髓损伤进一步加重导致四肢瘫或截瘫，这一过程称之为脊髓保护。

诊断

根据病史提供的损伤机制、体格检查和 X 线检查结果评估脊柱稳定与否。稳定性主要取决于后韧带复合体的完整性，后者包括以下内容：

1. 棘上韧带
2. 棘间韧带
3. 关节囊
4. 黄韧带（图 4-10）

这种后韧带复合体的损伤可以通过特定的标准来诊断，详见表 4-1。

X 线检查：棘突分离、关节突关节脱位和椎体骨折则提示脊柱不稳定。

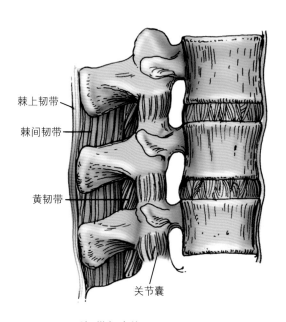

图 4-10　后韧带复合体

棘上韧带

棘间韧带

黄韧带

关节囊

体格检查：可以明确是否有明显的脊柱损伤（图 4-11）。

病史：明确损伤是否由屈曲－旋转或过度屈曲造成。纵向牵拉极少引起后韧带复合体损伤。然而，纵向牵拉伴随旋转经常导致后韧带复合体纤维断裂，导致脊柱不稳定。韧带愈合不足以确保脊柱稳定，脊柱融合几乎必不可少。如果骨折脱位未破坏后韧带复合体，骨性愈合则足以确保脊柱的稳定性。

屈曲损伤

屈曲损伤时，如果后韧带复合体保持完整，屈曲力量作用于椎体导致楔形压缩性骨折。椎体终板保持完整，棘突轻微分离。楔形压缩性骨折是稳定性骨折，多见于颈椎和腰椎。骨折块压缩稳定，后韧带复合体及前、后纵韧带完整（图 4-12）。

表 4-1　脊柱稳定性标准

损伤机制	神经系统等体格检查	X 线诊断标准
屈曲－旋转 过度屈曲	可触及椎体分离 运动、感觉、反射改变 背部擦伤	棘突分离 关节突关节脱位和（或）骨折
后韧带复合体损伤	后韧带复合体损伤	后韧带复合体损伤

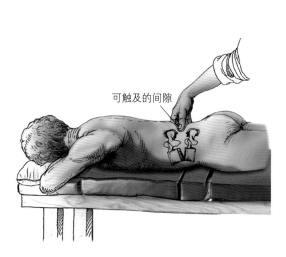

可触及的间隙

图 4-11　可触及的脊柱损伤，表明脊柱不稳定

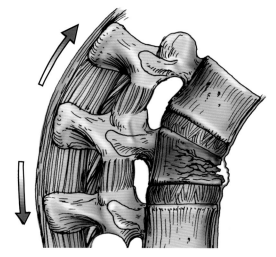

图 4-12　稳定的屈曲损伤

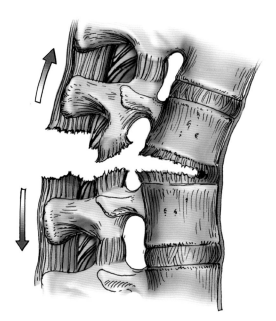

图 4-13　不稳定的屈曲损伤

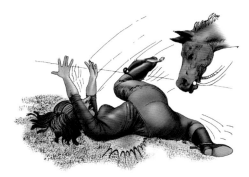

图 4-14　屈曲－旋转损伤导致脊柱骨折脱位

过度屈曲可导致后韧带复合体撕裂、后方关节突关节脱位，引起单纯椎体脱位。棘突分离，椎体未受压缩应力而保持完整。此类损伤颈椎比腰椎多见，胸椎因肋骨和胸骨的固定，稳定性增加而不会发生此类损伤。单纯椎体脱位为不稳定屈曲损伤（图 4-13，表 4-2）。

屈曲－旋转损伤

屈曲－旋转损伤导致脊柱骨折脱位（图 4-14）。表现为后韧带复合体损伤，椎体旋转导致关节突关节脱位及关节突骨折。关节突关节脱位，下方椎体可发生剪切骨折，棘突分离并向侧方移位（图 4-15）。此类损伤常可导致截瘫。发生于胸腰段的屈曲－旋转损伤极不稳定，必须加以保护，因为即使脊髓部分受损甚至完全正常，也可能转变为完全性损伤（图 4-12 和 4-16，表 4-3）。

过伸性损伤

在过度伸展性损伤中（包括颈椎），前纵韧带和纤维环断裂，发生过伸脱位。颈部屈曲时，损伤趋于稳定。通常，颈部屈曲时 X 线检查是阴性的。

表 4-2　颈椎稳定性标准

损伤机制	脊柱稳定性	后韧带复合体	体格检查		X 线检查
			神经系统检查阳性	可触及椎体分离	
屈曲	稳定	完整	可有	有	椎体压缩或移位
过度屈曲	不稳定	损伤	可有		
过伸	稳定	完整	可有	无	阴性
屈曲－旋转	单侧：稳定 双侧：不稳定	损伤	有	有	关节脱位

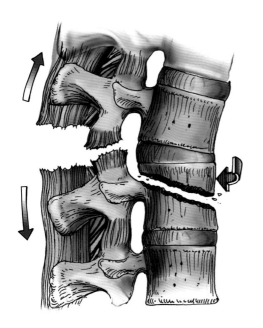

图 4-15　不稳定的屈曲－旋转损伤的解剖学基础

压缩性损伤

　　在压缩性损伤中，后韧带复合体和前、后纵韧带保持完整，棘突不分离，脊柱保持稳定。然而，向后方爆裂的碎片可能压迫脊髓，导致四肢瘫（颈椎）和截瘫（腰椎）。

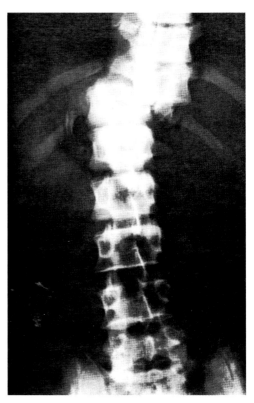

图 4-16　胸腰椎骨折脱位

表 4-3　胸椎和腰椎稳定性标准

| 损伤机制 | 脊柱稳定性 | 后韧带复合体 | 体格检查 | | X 线检查 |
			神经系统检查阳性	可触及椎体分离	
屈曲	稳定	完整	无	无	椎体楔形变 棘突分离最小
过度屈曲	不稳定	损伤	有	有	单纯椎体脱位 棘突分离
屈曲－旋转*	不稳定（最不稳定损伤）	损伤	有	有	棘突分离、关节突脱位和骨折、下方椎体剪切骨折
压缩	稳定	完整	极少	无	爆裂骨折 棘突不分离 椎体破裂 骨折块移位
过伸	稳定	完整，罕见伤。（最常见于颈椎）	有	无	阴性

* 引起截瘫最常见的骨折类型。

第五章

脊髓脊膜膨出

确定平面

　　确定脊髓脊膜膨出所涉及的神经平面非常重要，一般是通过以下5个主要的功能性标准进行评估。

　　1. 评估下肢各主要关节肌肉失衡的程度。

　　2. 评估畸形程度和特征。

　　3. 评估残留功能及是否需要支具或手术。

　　4. 评估膀胱和肠道功能。

　　5. 长期随访的基线分析。

　　脊髓脊膜膨出常常导致该平面下的神经支配完全消失，但也有例外情况。在一些患儿中，会出现主要受累平面以下数个平面获得准确神经支配部分存在，或者是主要受累平面以上数个平面的部分去神经支配。因此，不仅需要确定脊髓脊膜膨出主要受累的神经平面，而且也要确定其他可能受影响的平面。平面的确定可以通过肌肉检查、感觉测试、反射测试、肛门和膀胱功能评估等来确定。

　　检查婴儿比儿童更容易。在婴儿中，可以通过抓捏其皮肤观察其痛觉反应，以及通过触诊其肌肉收缩评估肌力。肌肉要么有收缩反应（表明有肌肉功能），要么不收缩（表明肌肉无功能）。尽管很难准确地测定婴儿的肌力等级，但通过触诊及观察肌肉收缩能确定至少3级的肌力（可对抗重力，但不能对抗检查者施加的阻力）。婴儿肌肉功能也能通过肌电图或肌肉刺激等检查来评估。儿童更难检查，因为他们可能拒绝做出反应，这迫使检查者多次测试才能获得准确评估。但是，我们需要尽早确定肌力等级，尤其是当患儿足够大能够配合时，因为患儿可能逐渐丧失肌力或由于脊髓牵涉平面上移从而导致功能进一步受限。如果发生这种情况，需要进一步的评估和手术干预。

　　脊髓脊膜膨出导致的畸形往往是由于肌肉失衡所造成，如果关节周围的所有肌肉均不能运动或者是所支配的所有肌肉均能很好地运动，畸形就不会发生。畸形通常是在拮抗肌无力或肌力减弱时产生。长时间的轻度肌肉失衡也会导致畸形。婴儿出生后，病变牵涉平面肌肉的发育失衡也会导致畸形。如果未正确使用夹板或支具或肢体长时间保持在一个位置直至固定，或者患儿长期以一个姿势躺在婴儿床上（在大多数情况下，髋关节屈曲、外展、外旋，膝关节屈曲，足部在马蹄足角度）都会导致畸形。

当一个固定的畸形形成后，即使肌肉失衡消失，畸形仍然会存在。例如，当原发病灶以上平面的神经根也受影响时，前述未受拮抗肌影响的肌肉功能亦缺失，已经存在的畸形通常也不能自行纠正。

我们可以通过对双下肢关节运动功能的检查来评估脊髓脊膜膨出受累平面。表 5-1 回顾了神经平面支配和下肢各关节活动相对应的关系。

以下内容中脊髓脊膜膨出相关的检查将充分评估 L1~L2 到 S2~S3 可能累及的神经平面和功能缺失及导致畸形的可能性（图 5-1）。

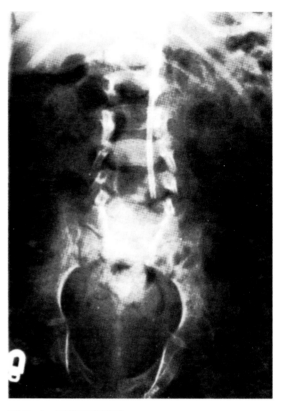

图 5-1　脊髓脊膜膨出

L1~L2 神经平面（L1 完整，L2 损伤）

运动

髋关节

屈曲：缺失。

表 5-1　神经平面的运动功能测定

关节	活动	神经平面
髋关节	屈曲 伸展 内收 外展	T12，L1~L3 S1 L2~L4 L5
膝关节	伸展 屈曲	L2~L4 L5，S1
踝关节	背伸 跖屈 内翻 外翻	L4，L5 S1，S2 L4 S1

伸展：缺失。

内收：缺失。

外展：缺失。

无功能，但由于髂腰肌受 T12、L1~L3 的部分神经支配，髋关节可能会有轻微屈曲动作。

膝关节

伸展：缺失。

屈曲：缺失。

无功能，无畸形。

足

背伸：缺失。

跖屈：缺失。

内翻：缺失。

外翻：缺失。

无功能。如果患儿有髋关节和膝关节屈

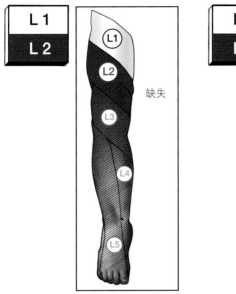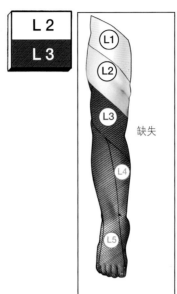

图 5-2　腰神经感觉分布

曲挛缩、马蹄足畸形等，多为子宫内胎位不正、肌肉失衡或婴儿床内卧姿固定所致。

感觉

L1 感觉带以下感觉丧失，即大腿上 1/3 以下感觉缺失（图 5-2）。

反射

下肢深反射全部消失，偶尔会由于受累神经平面以下的部分脊髓功能存在而存在腱反射（具有完整的反射弧）。

膀胱和直肠功能

膀胱功能（S2~S4）不全，大小便失禁，肛门松弛，肛门反射消失（S3、S4）。值得一提的是，鞍区回避现象在任何平面受累时都不少见，表现为其所支配的下肢肌肉功能丧失，但肛门括约肌功能部分保留。

L2~L3 神经平面（L2 完整，L3 损伤）

运动

髋关节

屈曲：部分存在。

伸展：缺失。

内收：部分存在。

外展：缺失。

髂腰肌神经支配基本正常，有相当程度的髋关节屈曲运动。由于没有臀大肌（S1、S2）对髂腰肌的拮抗作用，会有髋关节屈曲畸形。因髋内收肌群（L2~L4）部分受神经支配，且没有主要髋外展肌群——臀中肌

（L5、S1）的拮抗作用，故会出现髋关节轻度内收，同时伴有相应轻微内收畸形。

膝关节

伸展：有部分功能。

屈曲：缺失。

患儿膝关节伸肌保有少量功能（L2~L4），但是未出现畸形，也没有显著的临床功能。

足

无功能，除此前提到的，无肌源性畸形。

感觉

L2 感觉带以下感觉丧失，即大腿上 2/3 以下感觉缺失。

反射

下肢无反射功能。

膀胱和直肠功能

膀胱和直肠功能丧失。患儿平静时不能成股排出小便，仅能淋漓小便。如患儿哭闹或叫喊时，可因腹直肌紧张、腹压增高而使小便成股。

L3~L4 神经平面（L3 完整，L4 损伤）

运动（图 5-3）

髋关节

屈曲：存在。

伸展：缺失。

内收：存在。

外展：缺失。

髋关节有屈曲、内收和外旋畸形。

膝关节

伸展：存在。

屈曲：缺失。

由于股四头肌无拮抗肌对抗，而使膝关节维持于伸展位。

足

背伸：缺失。

跖屈：缺失。

内翻：缺失。

外翻：缺失。

足的肌肉无活动。

感觉（图 5-4）

膝关节及以上感觉功能正常，膝关节以下感觉缺失。

反射

膝跳反射（L2~L4）主要由 L4 神经支配，故可能有轻微但明显减弱。

膀胱和直肠功能

膀胱、直肠无功能。

L4~L5 神经平面（L4 完整，L5 损伤）

运动（图 5-5）

髋关节

屈曲：存在。

伸展：缺失。

内收：存在。

外展：缺失。

因髂腰肌（T12~L3）和髋内收肌群（L2~L4）均无拮抗，因此髋关节存在屈曲和

| L 3　有功能 |
| L 4　无功能 |

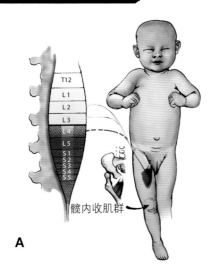

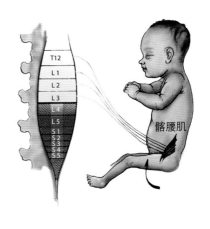

髂内收肌群

T12
L1
L2
L3
L4
L5
S1
S2
S3
S4
S5

髂腰肌

A

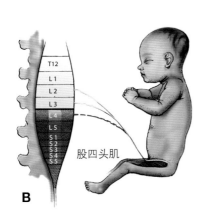

股四头肌

B

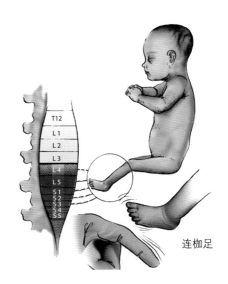

连枷足

图 5-3　L3~L4 神经平面：运动功能

内收畸形。这种没有对位的内收长期存在可造成髋关节脱位，最终形成固定的屈曲内收畸形。对于行走，因为缺失伸展和外展运动功能所导致髋关节不稳定，需要全腿支具的保护，包括骨盆带的使用。手术是一种可能的解决方案。

膝关节

伸展：存在。

屈曲：缺失。

由于主要的膝屈肌群、内外侧腘绳肌（L5~S1）无神经支配，股四头肌没有受到拮抗作用，膝关节将存在伸展畸形。但是

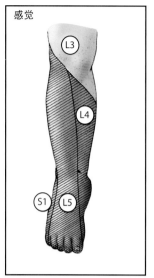

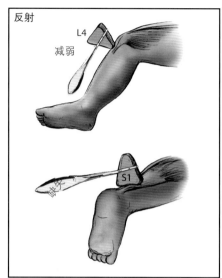

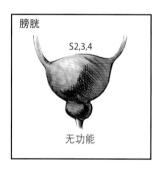

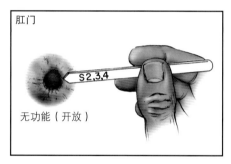

图 5-4　L3~L4 神经平面：感觉、反射、膀胱和肠道功能

由于髋关节处于屈曲畸形状态需要支具固定（除手术治疗外），膝关节也将同时需要支具支撑。

足

背伸：部分功能。

跖屈：缺失。

内翻：部分功能。

外翻：缺失。

胫骨前肌由 L4 神经支配而保留功能，但是其他的足部肌肉由 L5、S1、S2、S3 神经支配，所以无运动功能。由于拮抗肌无功能，胫骨前肌将使足背伸、内翻，导致其不稳定，可能需要手术松解胫骨前肌。

由于患儿无法跖行且足部感觉缺失，因此常发生皮肤破损。对于这些患儿，如果无法获得矫正，穿鞋及将脚放入支具都将非常困难。

感觉（图 5-6）

胫骨内侧和足有感觉，胫骨外侧（L5 支配）和足背中部和外侧感觉缺失。测试婴儿感觉最有效的方法是针刺，如针刺的部位敏感，患儿就会哭闹或者出现四肢活动。若针刺时出现三屈反射（屈髋、屈膝、足背伸），不要将其与关节的运动功能相混淆，因为即使全瘫情况下也可能会出现三屈反射。

| L 4 有功能 |
| L 5 无功能 |

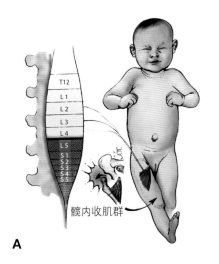

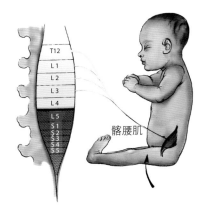

A

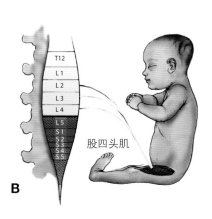

B

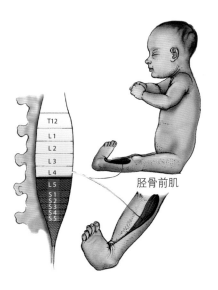

图 5-5　L4~L5 神经平面：运动功能

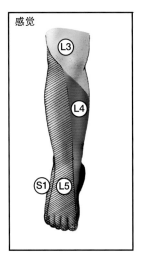
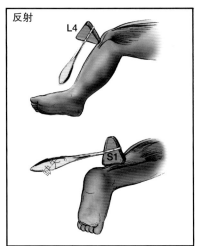
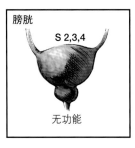
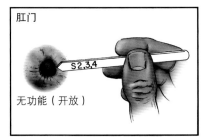

图 5-6　L4~L5 神经平面：感觉、反射、膀胱和直肠功能

反射

　　膝跳反射存在（主要由 L4 支配），而跟腱反射消失（S1）。如果跟腱反射出现亢进，说明损伤平面以下的部分脊髓有完整的神经根，因此，S1 跟腱反射的反射弧是完整的，只是缺少了脑神经的抑制作用。

膀胱和直肠功能

　　两者皆无功能。

L5~S1 神经平面（L5 完整，S1 损伤）

运动（图 5-7）

髋关节

屈曲：存在。

伸展：缺失。

内收：存在。

外展：存在。

因臀大肌无功能，故髋关节呈屈曲畸形。内收和外展之间存在平衡，但由于部分受 S1 神经支配的臀中肌肌力轻度减弱，可

L5 有功能
S1 无功能

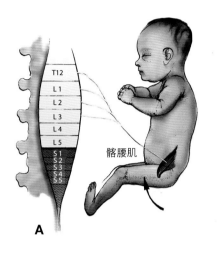

髂腰肌

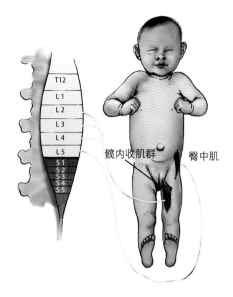

髋内收肌群　　臀中肌

A

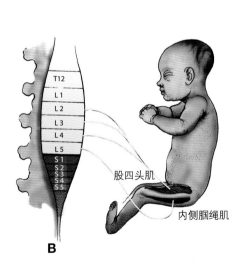

股四头肌　　内侧腘绳肌

B

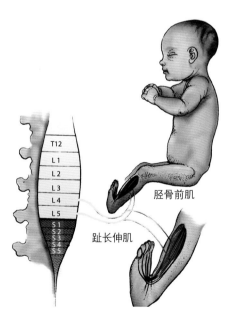

胫骨前肌

趾长伸肌

图 5-7　L5~S1 神经平面：运动功能

能仍然存在髋关节轻度内收畸形。由于存在部分平衡，这种情况一般不会导致髋关节脱位。若臀中肌肌力严重减弱，髋关节可能在以后出现半脱位。为预防严重的固定性屈曲畸形，须采用支具或手术治疗。

膝关节

伸展：存在。

屈曲：部分存在。

膝关节相对平衡，无畸形，伸展功能不受限，但屈曲功能减弱（L5 支配的内侧腘绳肌功能存在，但主要由 S1 支配的外侧腘绳肌功能丧失）。因此，屈肌可能轻微肌力减弱。这种情况一般不需要支具。

足

背伸：存在。

跖屈：缺失。

内翻：存在。

外翻：缺失。

背伸肌功能存在。因此，足部呈背伸畸形（跟行足）。

感觉（图 5-8）

足外侧面和跖面感觉消失，其余部分感觉正常。

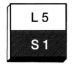

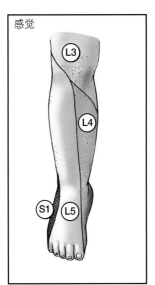

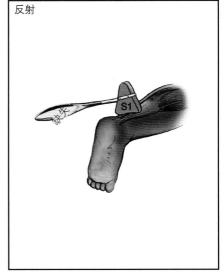

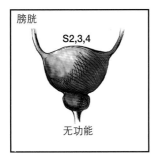

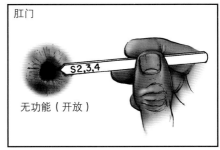

图 5-8　L5~S1 神经平面：感觉、反射、膀胱和直肠功能

反射

　　跟腱反射消失。

膀胱和直肠功能

　　两者皆无功能。

S1~S2 神经平面（S1 完整，S2 损伤）

运动（图 5-9）

髋关节

屈曲：存在。

伸展：部分存在。

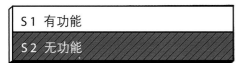

| S 1 有功能 |
| S 2 无功能 |

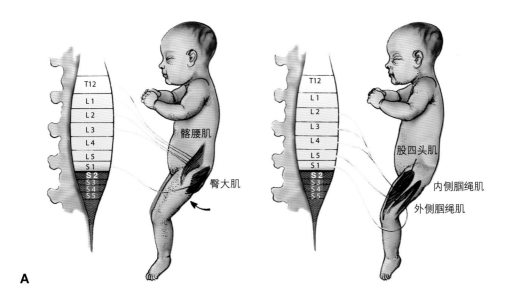

A

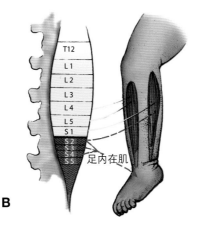

B

图 5-9　S1~S2 神经平面：运动功能

内收：存在。

外展：存在。

髋关节正常，由 L5、S1、S2 支配的可能存在臀大肌肌力轻微减弱。

膝关节

伸展：存在。

屈曲：存在。

膝关节功能正常，平衡良好。

足

背伸：存在。

跖屈：部分存在。

内翻：存在。

外翻：存在。

足内在肌无功能，足趾成爪状。此外，跖屈力量仍然偏弱。未来的步态还会出现足趾离地功能减弱或缺失，肌力不平衡可能会导致前足部折断样畸形（仰趾外翻足）。足部可有距骨垂直或脱位（凸形外翻足）。

感觉（图 5-10）

除大腿、小腿和足底（S4）外，感觉正常。

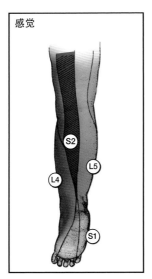

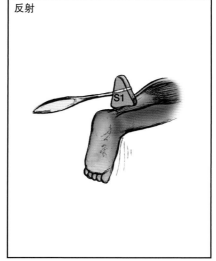

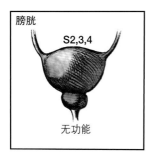

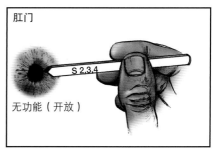

图 5-10　S1~S2 神经平面：感觉、反射及膀胱和直肠功能

反射

跟腱反射主要由 S1 神经支配，S2 神经参与，故仍可引出，但偏弱。

膀胱和直肠功能

两者均无功能。

S2~S3 神经平面（S2 完整，S3 损伤）

运动

髋关节

正常。

膝关节

正常。

足

在一定时间内存在爪形畸形，也可有外翻畸形。

感觉

正常。

反射

正常。常有部分膀胱活动，部分肛门反射存在。

发育里程碑

坐、站立和行走是评估患儿将来整体运动功能的三大有效指标。多数脊髓脊膜膨出患儿坐、站立和行走都将延迟，而且延迟的时间和程度也是将来康复难易程度的重要参考指标。

坐：通常，6 月龄婴儿开始坐着学习身体平衡，7~8 月龄时自己能坐起；但当 L3 以上水平病变时，因臀周肌肉无力，坐起的时间将延迟至 10 月龄。高胸段病变的患儿因脊柱不稳，被迫使用双手支撑以获得身体平衡。脊柱融合术可稳定脊柱结构，释放患儿双手参与日常活动。

站立：通常，婴儿在 9~10 月龄时能够独立站立。但胸段脊髓脊膜膨出的患儿，无论其节段高低，都无法站立。此类患儿需佩戴支具以获得稳定，但佩戴支具烦琐而沉重，患儿日常活动仍有困难。

行走：通常，婴儿在 12~15 月龄（范围：8~18 月龄）时开始行走。多数脊髓脊膜膨出的患儿行走困难，但智力正常且病变在腰骶段的患儿在辅助器械的帮助下能独立行走。与成人相比，这类患儿常需更加稳定的支具直至青春期中段（12~15 岁）。此后，由于佩戴支具和拄拐所消耗的能量相当于全速奔跑，病变节段在 S1 以上的患者会因能量消耗过多导致行走仍然受限。

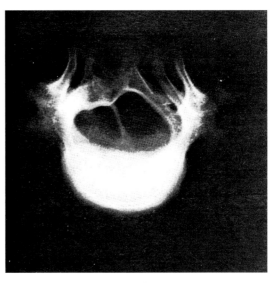

图 5-11　脊髓纵裂畸形（引自 Hoppenfeld. S.: J. *Bone Joint Surg.*, 493:276. 1967）

单侧病变

临床过程中，脊髓纵裂两侧功能水平差异明显的现象并不罕见，其原因大多可能是由于在椎体生长时，骨赘或软骨赘引起脊髓生长中的栓系（脊髓纵裂畸形）（图 5-11）。任何单侧脊髓功能丧失均是进行脊髓造影的指征。脊柱侧凸是该类疾病的常见伴发病。

脑积水

50%~70% 脊髓脊膜膨出患儿会出现脑积水，患儿脑室异常增大，头围增大，前额向前异常凸出。脑积水通常继发于 Arnold-Chiari 畸形（脑干尾端异位）。倘若不治疗，脑积水将引起肌肉痉挛，进一步影响正常或部分神经所支配的肌肉功能。倘若早期治疗，患儿的脑室和头围大小均可保持在正常范围之内。脑积水的治疗方法包括脑室分流术及必要的二次手术。脑室分流术就是通过引流管将脑室内过多的脑脊液引流至腹腔或心房。

上肢检查

虽然绝大多数脊髓脊膜膨出发生在腰骶段，但同时存在的高位病变可影响上肢功能，因此上肢神经系统的评估也十分重要。脊髓积水（脊髓中央管扩大）和脊髓空洞症（液体填充于脊髓实质的异常空腔内）均可伴发于腰骶段脊髓脊膜膨出。此两种疾病病程将持续进展，需要严格、仔细随访患儿的上肢运动和感觉功能。由于脊髓脊膜膨出患儿需要上肢力量来使用拐杖，所以上肢功能对他们来说尤为重要。

脊髓脊膜膨出患儿体格检查建议

1. 请勿混淆肢体自主活动和躲避反射。针刺可引起三个关节的躲避反射：髋关节屈曲、膝关节屈曲、踝关节背伸（三屈反射），但是须注意，婴儿在非伤害刺激下也可能有这种活动。重要的是在检查过程中，必须观察患儿是否哭闹及面部表情的改变，以判断是否存在疼痛的中枢感觉。

2. 检查腘绳肌时，嘱患儿俯卧在检查床的边缘，髋部和下肢自然下垂（图 5-12）。固定患儿后检查其能否屈膝，能屈膝说明肌力能拮抗重力，至少在 3 级以上（图 5-13）。触诊大腿内侧确定半膜肌和半腱肌功能（L5），触诊外侧确定股二头肌功能（S1）。

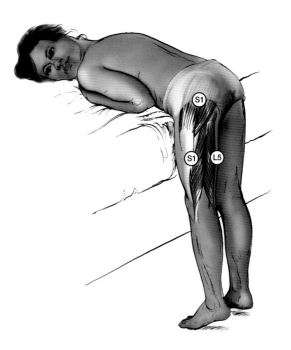

图 5-12　检查腘绳肌和臀大肌的体位

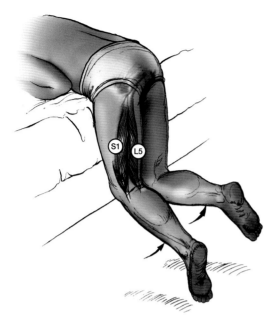

图 5-13　内侧腘绳肌收缩表示 L5 神经完整，外侧腘绳肌收缩表示 S1 神经完整

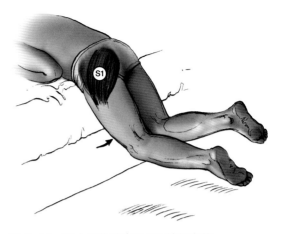

图 5-14　臀大肌收缩表示 S1 神经完整

3. 检查臀大肌时，嘱患儿保持同样的姿势并伸展髋关节，以测试臀大肌的最强肌力（S1）（图 5-14）。

4. 游戏远比常规检查更加容易评估患儿的功能。

5. 确保患儿在整个检查过程中温暖舒适。

6. 请医护人员记录患儿四肢的任何自主运动。

推荐阅读

Abbott, K.H., Retter, R: Protrusions of thoracic intervertebral disks, Neurology, 6:1, 1955.

Abramson, A.S.: Bone disturbances in injuries to the spinal cord and caudaequina, J. Bone Joint Surg. Am., 30-A:982, 1948.

——: Principles of bracing in the rehabilitation of the paraplegic, Bull. Hosp. Joint Dis., X:175, 1949.

——: Changing concepts in the management of spasticity, pp. 205-228 in French, J.D. Ed. Conference in basic research in paraplegia, Springfield, Thomas 1962.

——: Modern concepts of management of the patient with spinal cord injury, Arch. Phys. Med. Rehabil., 48:113, 1967.

——: Advances in the management of the neurogenic bladder, Arch. Phys. Med., 52:143, 1971.

———: Management of the neurogenic bladder in perspective. Arch. Phys. Med. Rehabil., 57:197, 1976.

Abramson, A.S.,Delagi, E.F.: Influence of weight bearing and muscle contraction on disuse osteoporosis, Arch. Phys. Med. Rehabil., 42:147, 1961.

Aegerter, E., Kirkpatrick, J.A. Jr.: Orthopaedic Diseases: Physiology, Pathology, Radiology, ed. 3, Philadelphia, Saunders, 1968.

Alexander, M.A., Bunch, W.H.,Ebbesson, S.O.: Can experimental dorsal rhizotomy produce scoliolis? J. Bone Joint Surg. 54:1509-1513: 1972.

American Academy of Orthopaedic Surgeons: Symposium on Myelomeningocele, St. Louis, Mosby, 1972.

Apley, A.G.: Fractures of the spine, Ann. R. Coll. Surg. Engl., 46:210, 1970.

——: A System of Orthopaedics and Fractures, ed. 4, London, Butterworth, 1973.

Arseni, C, Nash, R.: Thoracic intervertebral disc protrusion. J. Neurosurg., 17:418, 1960.

Bailey, R.W., Badgley, C.E.: Stabilization of the cervical spine by anterior fusion, J. Bone Joint Surg., 42A:565, 1960.

Bannister, R.: Brain's Clinical Neurology, ed. 4, London, Oxford, 1973.

Barr, M.L.: The Human Nervous System: An Anatomical Viewpoint, ed. 2, Hagerstown, Harper & Row, 1974.

Basmajian, J.V.: Muscles Alive, ed. 3, Baltimore, Williams & Wilkins, 1974.

Bateman, J.E.: Trauma to Nerves in Limbs, Philadelphia, Saunders, 1962.

Bauer, D.D.: Lumbar Discography and Low Back Pain, Springfield, Thomas, 1960.

Bauwens, P.: Electrodiagnosis and electrotherapy in peripheral nerve lesions, Proc. R. Soc. Med., 34:459, 1941.

Beetham, W.P. Jr., Polley, H.F., Slocumb, C.H., Weaver, W.F.: Physical Examination of the Joints, Philadelphia, Saunders, 1965.

Bender, M.B.: Approach to diagnosis in modern neurology, Mt. Sinai J. Med. N.Y., 33:201, 1966.

Benson, M.K.D., Byrnes, D.P.: The clinical syndromes and surgical treatment of thoracic intervertebral disc prolapse, J. Bone Joint Surg., 57B:471, 1975.

Bernes, S.H.: Spinal Cord Injury: Rehabilitation Costs and Results in 31 Successive Cases Including a Follow-Up Study (Rehabilitation Monograph), New York, New York Institute of Physical Medicine & Rehabilitation, New York University-Bellevue Hospital, 1957.

Bickerstaff, E.R.: Neurologic Examination in Clinical Practice, ed. 3, Oxford, Blackwell, 1973.

Bowsher, D.: Introduction to the Anatomy and Physiology of the Nervous System, ed. 3, Oxford, Blackwell, 1975.

Boyes, J.H.: Bunnell's Surgery of the Hand, ed. 3, Philadelphia, Lippincott, 1970.

Bristow, R.: Discussion on injuries to peripheral nerves, Proc. R. Soc. Med., 34:513, 1941.

Brock, S., Kreiger, H.P.: The Basis of Clinical Neurology, ed. 4, Baltimore, Williams & Wilkins,1893.

Brown-Sequard, C.E.: Course of Lectures on Physiology and Pathology of CNS Delivered at Royal College of Surgeons, England 1858, Philadelphia, Collins, 1860.

Caafoord, C., Hiertonn, T., Lindblom, K., Olsson S.E.: Spinal cord compression caused by a protruded thoracic disc. Report of a case treated with antero-lateral fenestration of the disc, Acta Ortho.Scand., 28:103, 1958.

Capener, N.: The evolution of lateral rhacotomy, J. Bone Joint Surg., 36-B:173, 1954.

Carson, J., Gumper, J., Jefferson, A.: Diagnosis and treatment of thoracic intervertebral disc protrusions, J. Neur. Neurosurg. Psychiatry, *34*:68-77, 1971.

Chesterman, P.J.: Spastic paraplegia caused by sequestrated thoracic intervertebral disc, Proc. R. Soc. Med., *57*:87, 1964.

Chusid, J.G., McDonald, J.J.: Correlative Neuroanatomy and Functional Neurology, Los Altos, California, Lange, 1967.

Clark, K.: Peripheral nerve injury associated with fractures, Postgrad. Med., *27*:476, 1960.

Clark, E.: The Human Brain and Spinal Cord: a Historical Study Illustrated by Writing from Antiquity, Berkeley, University of California, 1968.

Cloward, R.B.: Treatment of acute fractures and fracture-dislocations of the cervical spine by vertical-body fusion, J. Neurosurg., *18*:201, 1961.

——: Surgical treatment of dislocations and compression fractures of the cervical spine by the anterior approach. Proc. Ann. Clin. Spinal Cord Injury Conf., 11, Veterans Admin., Washington, 1970.

Crenshaw, A.H.: Campbell's Operative Orthopaedics, ed. 5, St. Louis, Mosby, 1971.

Crosby, E., Humphrey, T., Lauer, E.W.: Correlative Anatomy of the Nervous System, New York, Macmillan, 1962.

Daniels, L., Williams, M., Worthingham, C.: Muscle Testing: Techniques of Manual Examination, ed. 2, Saunders, Philadelphia, 1946.

DeJong, R.N.: The Neurologic Examination, ed. 3, New York, Harper & Row, 1967.

Delagi, E., Perrotto, A., Iazzetti, J., Morrison, D.: An Anatomic Guide for the Electromyographer, Springfield, Thomas, 1975.

Dodson, W.E., Landau, W.: Motor Neuron loss due to aortic clamping in repair of coarctation, Neurology, *23(5)*:539, 1973.

Dommisse, G.F.: The blood supply of the spinalcord, J. Bone Joint Surg., *56B*:225, 1974.

Draper, I.T.: Lecture Notes on Neurology, ed. 4,Oxford, Blackwell, 1974.

Dunkerley, G.B.: A Basic Atlas of the Human Nervous System, Philadelphia, Davis, 1975.

Elliot, H.: Textbook of Neuroanatomy, ed. 2, Philadelphia, Lippincott, 1969.

Everett, N.B., Bodemier, C.W., Rieke, W.O.: Functional Neuroanatomy Including an Atlas of the Brain Stem, ed. 5, Philadelphia, Lea & Febiger, 1965.

Favill, J.: Outline of the Spinal Nerves, Springfield, Thomas, 1946.

Ferguson, A.B.: Orthopaedic Surgery in Infancy and Childhood, ed. 3, Baltimore, Williams & Wilkins, 1968.

Fielding, J.W.: Cineroentgenography of the normal cervical spine, J. Bone Joint Surg., *39A*:1280, 1957.

Fisher, R.G.: Protrusions of thoracic disc; the factor of herniation through the dura mater, J. Neurosurg., *22*:591, 1965.

Globus, J.H.: Neuroanatomy; a guide for the study of the form and internal structure of the brain and spinal cord, ed. 6, Baltimore, Wood, 1934.

Guttmann, L.: Surgical aspects of the treatment of traumatic paraplegia, J. Bone Joint Surg., *31B*:399, 1949.

——: Early management of the paraplegic in symposium on spinal injuries, J. R. Col. Surg., 1963.

——: Spinal Cord Injuries; Comprehensive Management and Research, Oxford, Blackwell, 1973.

Guyton, A.C.: Structure and Function of the Nervous System, Philadelphia, Saunders, 1972.

Haley, J.C., Perry, J.H.: Protrusions of intervertebral discs. Study of their distribution, characteristics and effects on the nervous system, Am. J. Surg., *80*:394, 1950.

Hardy, A.G., Rossier, A.B.: Spinal Cord Injuries, Orthopaedic and Neurological Aspects, Stuttgart, Thieme, 1975.

Harrington, P.: Spinal fusion in the treatment of idiopathic adolescent scoliosis, J. Tenn. Med. Assoc., *56*:470, 1963.

Hausman, L.: Illustrations of the Nervous System: Atlas III, Springfield, Thomas, 1961.

Hawk, W.A.: Spinal compression caused by ecchondrosis of the intervertebral fibrocartilage; with a review of the recent literature, Brain, *59*:204, 1936.

Haymaker, W., Woodhall, B.: Peripheral Nerve Injuries, Philadelphia, Saunders, 1953.

Helfet, A.J.: Disorders of the Knee, Philadelphia, Lippincott, 1974.

Hendry, A.: The treatment of residual paralysis after brachial plexus injuries, J. Bone Joint Surg.,

31B:42, 1949.

Henry, A.K.: Extensile Exposure, ed. 2, Baltimore, Williams and Wilkins, 1959.

Holdsworth, F.W.: Fractures, dislocations, and fracture-dislocations of the spine, J. Bone Joint Surg., *45B*:6, 1963.

——: Fractures, dislocations and fracture-dislocations of the spine, J.Bone Joint Surg., *52A*:1534-1551, 1970.

Holdsworth, F.W., Hardy, A.: Early treatment of paraplegia from fractures of the thoracolumbar spine, J. Bone Joint Surg., *35B*:540, 1953.

Hollinshead, W.H.: Anatomy for Surgeons. The Back and Limbs, vol. 3, New York, Hoeber, 1958.

Holmes, R.L., Sharp, J.A.: The Human Nervous System: A Developmental Approach, London, Churchill 1969.

Hoppenfeld,S.:Congenital kyphosis in myelomeningocele, J. Bone Joint Surg., *49B*: 1967.

——: Physical Examination of the Spine and Extremities, New York, Appleton Century Croft, 1976.

——: Scoliosis, Philadelphia, Lippincott, 1967.

House, E.L., Pansky, B.: A Functional Approachto Neuroanatomy, New York, McGraw-Hill,1960.

Howorth, B., Petrie, J.G.: Injuries of the Spine. Baltimore, Williams & Wilkins, 1964.

Hulme, A.: The surgical approach to thoracic intervertebral disc protrusions, J. Neuro. Neurosurg. Psychiatry, 23:133, 1960.

Hussey, R.W., Stauffer, E.S.: Spinal cord injury; requirements for ambulation, Arch. Phys. Med., *54*:544, 1973.

Kaplan, E.B.: The surgical and anatomic significance of the mammillary tubercle of the last thoracic vertebra, Surgery, *17*:78, 1945.

—— (translator) [Duchenne, G.W.]: Physiology of Motion, Philadelphia, Saunders, 1959.

Keim, H.A., Hilal, S.D.: Spinal angiography in scoliosis patients, J. Bone Joint Surg., *53A*:904, 1971.

Kelikian, H.: Hallux Valgus, Allied Deformities of the Forefoot and Metatarsalgia, Philadelphia, Saunders, 1965.

Kilfoyle, R.M., Foley, J.J., Norton, P.L.: Spine and pelvic deformity in childhood and adolescent paraplegia. A study of 104 cases, J. Bone Joint Surg., *47A*:659, 1965.

Kostiuk, P.G., Skibo, G.G.: Structural characteristics of the connections of the medial descending systems with the neurons of the spinal cord, Neirofiziologiia, *4(6)*:579, 1972.

Krieg, W.J.: Functional Neuroanatomy, ed. 3, Evanston, Brain Books, 1966.

Kroll, F.W., Reiss, E.: Der thorakaleBandscheibenprolaps, Dtsch. Med. Wochenschr., *76*:600, 1951.

Kuntz, A.: A Textbook of Neuroanatomy, ed. 5, Philadelphia, Lea & Febiger, 1950.

Larsell, O.: Anatomy of Nervous System, ed. 2, New York, Appleton-Century-Crofts, 1951.

Lees, F.: The Diagnosis and Treatment of Diseases Affecting the Nervous System, London, Staples Press, 1970.

Leffert, R.D.: Brachial-plexus injuries, N. Eng. J. Med., *291(20)*: 1059, 1974.

Lewin, P.: The Foot and Ankle, Philadelphia, Lea & Febiger, 1958.

Logue, V.: Thoracic intervertebral disc prolapse with spinal cord compression, J. Neur., Neurosurg. Psychiatry, *15*:227, 1952.

Love, J.G., Keifer, E.J.: Root pain and paraplegia due to protrusions of thoracic intervertebral disks, J. Neurosurg., *7*:62, 1950.

Love, J.G., Schorn, V.G: Thoracic disc protrusions, JAMA, *191*:627, 1965.

Lyons, W.R., Woodhall, B.: Atlas of peripheralnerve injuries, Philadelphia, Saunders, 1949.

McBride, E.D.: Disability Evaluation, ed. 5, Philadelphia, Lippincott, 1953.

Mac Nab, I.: Acceleration of injuries of cervical spine, J. Bone Joint Surg., *46A*:1797, 1964.

Malamud, N., Hirano, A.: Atlas of Neuropathology, Berkeley, University of California Press, 1974.

Manter, J.T., Gatz, J.: Essentials of Clinical Neuroanatomy and Neurophysiology, ed. 5, Philadelphia, Davis, 1975.

Mathews, W.: Diseases of the Nervous System, ed. 2, Oxford, Blackwell, 1975.

Medical & Technical Summaries Inc: Neuroanatomy, 1959-60 ed., Washington, Sigma Press, 1959.

Menard, V.: Etude Pratiquesur le Mal du Pott, Paris, Masson, 1900.

Mercer, W., Duthie, R.B.: Orthopaedic Surgery, London, Arnold, 1964.

Mettler, F.A.: Neuroanatomy, ed. 2, St. Louis, Mosby, 1948.

Michaelis, L.S.: Orthopaedic Surgery of the Limbs in Paraplegia, Berlin, Springer, 1964.

Middleton, G.S.,Teacher, J.H.: Injury of the spinal cord due to rupture of an intervertebral disc during muscular effort, Glasgow Med. J., *76*:1-6, 1911.

Mitchell, G.A.G.: Essentials of Neuroanatomy, Edinburgh, Livingstone, 1971.

Mixter, WJ., Barr, J.S.: Rupture of the intervertebral disc with involvement of the spinal canal, N. Eng. J. Med., *211*:210, 1934.

Morris, J.M., Lucas, D.B., Bresler, B.: Role of the trunk in stability of the spine, J. Bone Joint Surg., *43A*:327, 1961.

Muller, R.: Protrusions of thoracic intervertebral disks with compression of the spinal cord, Acta Med. Scandin., *139*:99, 1951.

Nachemson, A.: The lumbar spine, an orthopaedic challenge, Spine,1: 69, 1976.

Nachemson, A.: Morris, J.: In vivo measurement of intradiscal pressure, J. Bone Joint Surg., *46A*:1077, 1964.

Naffziger, H.C.: The neurological aspects of injuries to the spine, J. Bone Joint Surg., *20*:444, 1938.

Netter, F.H.: The Ciba Collection of Medical Illustrations, Summit, Ciba Pharmaceutical Products, 1953.

Newman, P.H.: The etiology of spondylolisthesis, J. Bone Joint Surg., *45B*:1963.

Nicoll, E.A.: Fractures of the dorsolumbar spine, J. Bone Joint Surg., *31B*:376, 1949.

Olsson, O.: Fractures of the upper thoracic and cervical vertebral bodies, Acta Chir. Scand., *102*:87, 1951.

Peck, F.C.: A calcified thoracic intervertebral disk with herniation and spinal cord compression in a child, J. Neurosurg., *14*:105, 1957.

Peele, T.L.: The Neuroanatomic Basis for Clinical Neurology, ed. 2, New York, Blakiston, 1961.

Perlman, S.G.: Spinal cord injury: a review of experimental implications for clinical prognosis and treatment, Arch. Phys. Med. Rehab., *55*:81, 1974.

Perot, P.L. Jr., Munro, D.D.: Transthoracic removal of thoracic disc, J. Neurosurg., *31*: 452, 1969.

Perry, C.B.W.: The management of injuries to the brachial plexus, Proc. R. Soc. Med., *67(6)*:488, 1974.

Perry, C., Nickel, V.L.: Total cervical fusion for neck paralysis, J. Bone Joint Surg., *41-A*:37, 1959.

Petrie, J.G.: Flexion injuries of the cervical spine, J. Bone Joint Surg., *46-A*:1800, 1964.

Pool, J.L.: The Neurosurgical Treatment of Traumatic Paraplegia, Springfield, Thomas, 1951.

Quiring, D.P., Warfel, J.H.: The Extremities, Philadelphia, Lea & Febiger, 1967.

Ranney, A.L.: The Applied Anatomy of the Nervous System, Being a Study of this Portion of the Human Body from a Standpoint of Its General Interest and Practical Utility, Designed for Use as a Textbook and a Work of Reference, New York, Appleton, 1881.

Ransohoff, J., Spencer, F., Siew, F., Gage, L.: Transthoracic removal of thoracic disc, J. Neurosurg., *31*:459, 1969.

Ranson, S.W., Clark, S.L.: The Anatomy of the Nervous System: Its Development and Function, ed. 10, Philadelphia, Saunders, 1959.

Reeves, D.L., Brown, H.A.: Thoracic intervertebral disc protrusion with spinal cord compression, J. Neurosurg., *28*:14, 1968.

Roaf, R.: A study of the mechanics of spinal injuries, J. Bone Joint Surg., *42-B*:810, 1960.

Salter, R.B.: Textbook of Disorders and Injuries of the Musculoskeletal System, Baltimore, Williams & Wilkins, 1970.

Sandiffer, P.H.: Neurology in Orthopaedics, London, Butterworth, 1967.

Santee, H.E.: Anatomy of Brain and Spinal Cord, ed. 3, Chicago, Colegrove, 1903.

Schneider, R.C.: Surgical indications and contraindications in spine and spinal cord trauma, Clin. Neurosurg., *8*:157, 1962.

Schultz, R.J.: The Language of Fractures, Baltimore, Williams & Wilkins, 1972.

Seddon, H.J. ed.: Peripheral Nerve Injuries, Medical Research Council Spec. Report Series No. 282, London, H.M. Stationery Office, 1954.

Seddon, H.J.: Surgery of nerve injuries, Practitioner, *184*:181, 1960.

Sharrard, W.J.W.: The distribution of permanent paralysis in the lower limb in poliomyelitis: A clinical and pathological study, J. Bone Joint Surg., *37-B*:540, 1955.

——: Muscle paralysis in poliomyelitis, Br. J. Surg., *44*:471, 1957.

——: Poliomyelitis and the anatomy of the motor cell columns in the spinal cord, Extrait du VII Symposium, pp. 241-245, Oxford 17-20, 1961.

——: Posterior iliopsoas transplantation in the treatment of paralytic dislocation of the hip, J. Bone Joint Surg., *46-B*:1964.

——: The segmental innervation of the lower limb muscles in man, Ann. R. Col. Surg. Engl., *35*:106, 1964.

——: Paediatric Orthopaedics and Fractures, Oxford, Blackwell, 1971.

——: Spina Bifida, A Symposium on Paralysis Shore, N.A.:Occlusal Equilibration and Temporomandibular Joint Dysfunction, ed. 2, Philadelphia, Lippincott, 1976.

Sidman, R.L., Sideman, M.: Neuroanatomy: A Programmed Text, Boston, Little, Brown, 1965.

Smith, C.G.: Basic Neuroanatomy, ed. 2, Toronto, University of Toronto Press, 1971.

Southwick, W.O., Robinson, R.A.: Surgical approaches to the vertebral bodies in the cervical and lumbar regions, J. Bone Joint Surg., *39-A*:631, 1957.

Spinner, M.: Injuries to the Major Branches of Peripheral Nerves of the Forearm, Philadelphia, Saunders, 1972.

Spofford, W.R.: Neuroanatomy, London, Oxford University Press, 1942.

Stauffer, E.S.: Orthopaedic care of fracture dislocations of the cervical spine, Proc. Ann. Veterans Admin. Clin.Spinal Cord Injury Conf., Washington, Veterans Admin., 1970.

Steegmann, A.J.: Examination of the Nervous System, Chicago, Year Book, 1956.

Steindler, A.: Kinesiology of the Human Body, Springfield, Thomas, 1955.

Suttong, N.G.: Injuries of the Spinal Cord.The Management of Paraplegia and Tetraplegia, London, Butterworth, 1973.

Svien, H.J., Karaviti, A.L.: Multiple protrusions of the intervertebral disks in the upper thoracic region, Proc. Staff Meet Mayo Clin., *29*:375-378, 1954.

Swan, J.: A Demonstration of the Nerves of the Human Body, London, Longman, 1834.

Tachdjian, M.O.: Pediatric Orthopaedics, vols: 1, 2, Philadelphia, Saunders, 1972.

Taiushey, K.G.: Changes in the spinal cord following its complete sectioning at the so-called critical levels, Arch. Anat. Histol. Embryol. (Strasb), *86*, 1971.

Thomson, J.L.G.: Meylography in dorsal disc protrusion, Acta Radio. [Diagn.](Stockh.), *5*:1140, 1966.

Truex, R.C., Carpenter, M.B.: Human Neuroanatomy, ed. 5, Baltimore, Williams & Wilkins,1969.

Turek, S.L.: Orthopaedics: Principles and Their Application, ed. 2, Philadelphia, Lippincott, 1967.

Watson-Jones, R.: Primary nerve lesions in injuries of the elbow and wrist, J. Bone Joint Surg., *12*:121, 1930.

———: Fractures and Joint Injuries, ed. 4, vol. 2, Baltimore, Williams & Wilkins, 1955.

Weiner, H.L., Levitt, L.P.: Neurology for the House Officer, New York, Medcom Press, 1973, 1974.

Whitesides, T.E., Kelley, R., Howland, S.C.: The treatment of lumbodorsal fracture-dislocations (abstr), J. Bone Joint Surg., *52-A*:1267, 1970.

Winter, R.B., Moe, J.H., Wang, J.F.: Congenital kyphosis. Its natural history and treatment as observed in a study of 130 patients, J. Bone Joint Surg., *55-A*:223, 1973.

Wyke, B.D.: Principles of General Neurology, New York, Elsevier, 1969.

Zachs, S.I.: Atlas of Neuropathology, New York, Harper & Row, 1971.

索　引

注意：页码带有 f 指图，带有 t 指表格